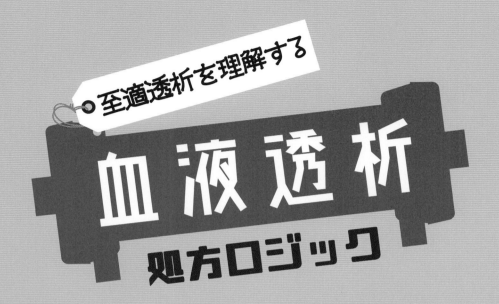

監修 乳原善文 虎の門病院腎センター内科部長
著 上野智敏 善仁会 中山駅前クリニック院長

中外医学社

監修のことば

　小生が虎の門病院に初期内科研修医として入職したのが1985年の4月であった. 消化器内科から始まり神経内科と続いたが, いずれも診断学であり内科医が治療で貢献するところは少ないように思えた. 同年10月より3カ月間初期研修医として腎センターにお世話になった. この科は治療学であった. 悪心嘔吐を伴いフーフーと苦しそうに全身浮腫で飛び込んできた患者が透析によりみるみるうちに改善し, とても感謝された記憶がある. 患者に治療で感謝されてこそ内科医の醍醐味であると考えた時, 腎臓内科医はうってつけであった.

　以後, 30有余年病棟と透析室の往復運動が日課になった. 1990年頃は青銅色の肌色をした患者は透析患者とすぐわかるくらい目立ち, 透析20年になると長期透析患者として表彰された. 30年が経た2019年には透析患者とそれ以外のヒトとの鑑別は肌の色ではできなくなった. さらに当初透析患者に気の毒そうにしていた配偶者よりも患者の方が長生きするようにもなった. これは透析療法の進歩であった. この教科書にはその秘密が随所に解説されている. 熟読するに値する名著として推薦したい.

　　2019年　初夏
　　　虎の門病院腎センター内科, リウマチ膠原病内科部長

　　　　　　　　　　　　　　　　　　　　　　　乳 原 善 文

前書き

　筆者が腎臓内科研修医になったばかりの頃に，透析室に初めて入ったとき，それまでローテーションしたどの科よりも（異質とも言ってもいいくらい）特殊な世界に感じました．見たこともない機械や物品，あらゆるものが数値化された透析記録，透析以外では使うことのないであろう特殊な薬剤，そして自分が医者をやっているよりもはるかに長い期間透析を受けている患者さんたち，ただただ圧倒されることばかりでした．とにかくわからないことだらけだったので，指導医に貼り付いて得た耳学問知識を書き込んだマニュアルを見ながら何とかやっていました．ひとりで透析室回診なんて本当に，ヒヤヒヤものでした．

　以下は筆者が初めて透析室を回診した際，実際にスタッフからあった相談です．

> **スタッフ**
> 「○○さん（←患者さん）ですが，今日は増加が多いです．除水量どうしますか？　ただ，ここ数回の透析ではシャントの脱血が悪く，あまり引きすぎるとシャントが詰まるかもしれませんので QB 下げますか？　それと，この頃食欲が出てきてよく食べるようになったみたいで，後半の血圧が低めなのでドライウェイトの検討お願いします」．

　もう，ほとんど外国語．前半くらいで頭の中は「？」で充満し，すぐに思考もフリーズ．すぐさま指導医に電話という情けなさ……．とにもかくにも，この本のタイトルであるロジカルな透析処方や至適透析の考え方などとは程遠い状態です．

　ちなみに先ほどの質問の内容を翻訳すると，
　「○○さんは本日の透析間体重増加がドライウェイトの 5 % を上回っていて，15 mL/kg/min を超える除水スピードで除水しないとドライウェイトまで到達しませんが，総除水量は何 kg に設定しますか？　ただ，シャントに狭窄があり，急激な血圧低下があったりするとその狭窄部分が閉塞してしまう可能性がありますので，血液流量（QB）は少し下げて体外循環しますか？　数カ月前より食事量がアップしていて，体に筋肉や脂肪がついてきているため，現在のドライウェイトのままだと循環血漿量の割合が少ないと思います．実際に除水をすると血管内脱水傾向になって透析後半に血圧が低下するようなので，ドライウェイトを再評価して必要に応じてアップしてはどうでしょうか？」という意味になります．

　患者さんの現状を鑑みて透析条件をどのように調節するのか，というスタッフ

からのメッセージに対する語彙も知識も絶対的に不足していたのです.

　透析条件を設定することは，患者さんの症状に合わせて薬を処方するのと似ています.　腎不全の病態に合わせた必要十分で適切な（＝適正な）透析を「処方」するには，透析による物質除去のメカニズム，除水に伴う体の変化，透析に使われるデバイスや資材のもつ特性，体外循環に使われる用語等をひとつひとつ習得し，さらにそれらを組み合わせる必要があります.

　日本国内の血液透析患者数は 30 万人を超え，しかも年間粗死亡率は世界でもっとも低いことがさまざまな観察研究において示されています.　これらの要因として，日本における透析機器・血液浄化器の開発，水質環境を含めた透析システムの整備，そして公的補助制度による患者負担の軽減などが寄与してきたと考えられます.　しかし，どれだけ「日本の透析は質が高い」と言われようが，透析が好きでやりたくてやっている，という患者さんにお会いしたことはこれまで一度もありません.　当たり前ですが，これが現実です.　慢性腎不全は病気であり，透析は治療なのですから.　維持透析では少なくとも週に 2〜3 回は患者さんと顔を合わせます.　すると，仕事や子育て，親の介護などと透析治療との両立に大変な苦労をしながら通院している患者さんも大勢いることがよくわかります.　日本の透析の「質」と呼ばれる数値化できる客観的視点と，患者さんが主観的に感じている大変さやつらさとのギャップを肌で感じます.

　私達は，単に数値化された透析効率だけを追い求めるのではなく，患者さんにとって時間的・身体的・精神的拘束が伴う透析のストレスを少しでも軽減させる努力をしつつ，かつ，健康で長生きしてもらうために必要な（＝至適な）透析を提供できるよう，常に考えていかなくてはいけません.

　この本では，透析の「と」の字も知らなかった筆者が現場での体験を通して身につけたことを中心に，日常の外来維持透析に関わることがらを書きました.　適正透析や至適透析といった言葉の意味や，それらをきちんと実施していくために必要なアクションも解説しています.

　透析を一から学びたいと思っている若手の医師だけでなく，臨床工学技士さん，看護師さんや栄養士さんなど，この本を手にとってくださった皆さまの学びに少しでもお役に立てば幸いです.

　　　2019 年　春

　　　　　　　　　　　　　　　　　　　　　　上 野 智 敏

目　次

I　透析処方編

CHAPTER 1
透析処方という概念 1

CHAPTER 2
尿毒素物質の基礎知識 3

患者の臨床的予後に与える影響 5
小分子尿毒素物質 5
蛋白結合型尿毒素物質 5
中分子尿毒素物質 6

CHAPTER 3
透析の原理 9

拡散 9
透析液とは何か 11
透析液の組成 12

限外濾過 13

CHAPTER 4
透析のモード 18

血液透析　　Hemodialysis: HD 18
Extracorporeal ultrafiltration method: ECUM 21
血液濾過　　Hemofiltration: HF 22

i

基本的なしくみ 22

HD と HF の違いは？ 25

前希釈法と後希釈法 27

血液濾過透析　Hemodiafiltration: HDF　28

私の透析研修①　シャント穿刺 ／31

CHAPTER 5
QB と QD　33

血液流量　Quantity of blood: QB　33

透析液流量　Quantity of dialysis fluid: QD　34

CHAPTER 6
ダイアライザの基礎知識　36

ダイアライザの基本構造　36

ダイアライザの選択に必要な知識　37

クリアランスと限外濾過率とは？ 38

ハイパフォーマンス膜とは？ 38

ダイアライザに対する生体の反応 40

生体適合性の良い透析膜とは？ 42

ダイアライザの選択　43

はじめに 43

膜の材質について 43

膜面積 47

CHAPTER 7
透析時間・透析回数　50

私の透析研修②　透析導入期間近の保存期外来 ／52

CHAPTER 8
ドライウェイトの考え方　　54

透析による除水と血圧 ──プラズマリフィリングの観点から──　54
プラズマリフィリングとは　56
多様な血圧維持システム　57

ドライウェイトの定義　58
除水速度　60
透析間の体重増加　60

ドライウェイト設定のための指標　61
心胸郭比　61
下大静脈径　62
ヒト心房性ナトリウム利尿ペプチド：hANP　62
Plasma body weight index: PWI　63
生体インピーダンス法　64
血液濃縮率モニタリング　65

ドライウェイトの評価は多面的に　66
ドライウェイトは変動する　66
ドライウェイト変更時の患者への説明　67
ドライウェイトを下げるとき（痩せたとき）の説明　68
ドライウェイトを上げるとき（太ったとき）の説明　69

ドライウェイトの考え方：まとめ　69

CHAPTER 9
抗凝固薬　　72

抗凝固薬の使い分け　72
未分画ヘパリン　72

低分子ヘパリン	75
メシル酸塩ナファモスタット	75
アルガトロバン	76

II 至適透析編

CHAPTER 1
至適透析とは何か | 77

医学的視点（客観的視点）での至適透析の考え方 | 78
| 短期的指標による評価 | 79 |
| 中長期的指標による評価 | 80 |

患者視点（主観的視点）での至適透析 | 80

CHAPTER 2
透析効率を上げるには？ ～単位時間透析効率編～ | 84

小分子量物質の透析効率を上げるには？ | 85
| 処方 Kt/V | 85 |
| 実測 Kt/V | 86 |

小・中分子量等の透析効率アップの項目・留意点 | 87
血液流量（quantity of blood: QB）を上げる	88
透析液流量（quantity of dialysis fluid: QD）透析液量を上げる	91
ダイアライザの膜面積を上げる	93
透析時間を伸ばす	94
透析のモードを変える（≒血液濾過の要素をプラスする）	96

まとめ | 97

CHAPTER 3
透析効率を上げるには？ ～透析モード編～ 98

オンライン HDF とは 100

オンライン HDF によるのメリット・効果 100

HDF のメリットその① 中分子量以上の溶質除去効果 101

HDF のメリットその② 大量補液による効果
（≒透析困難症の改善） 103

オンライン HDF における透析効率をさらに上げるには？ 104

中分子量（β_2ミクログロブリン）以上の
物質除去効率をさらに上げるには？ 104

前希釈が良いのか？ 後希釈が良いのか？ 106

私の透析研修③ 「優しい」のと「甘い」のは違う ／109

CHAPTER 4
至適透析における血圧管理 110

透析中の血圧低下を防ぐには 111

透析間体重増加量の管理 112

基本的な考え方 112

まずは塩分制限 112

次に水分制限 116

透析中の血圧低下を少しでも防ぐためにできること 117

プラズマリフィリングの低下への対策 117

透析液温度の調節 119

昇圧剤の併用 120

昇圧剤を用いる以外の血圧維持の方法 122

CHAPTER 5
病態に応じたダイアライザの選択 124

特殊な膜素材のダイアライザ 125

エチレンビニルアルコール共重合体 (ethylene-vinylalchol copolymer: EVAL) 膜 127
EVAL 膜の生体適合性 127
EVAL 膜の物質除去能と微小循環への影響 127
EVAL 膜の栄養状態への影響 129

ポリメチルメタクリレート (polymethylmethacrylate: PMMA) 膜 129
PMMA 膜の生体適合性と物質除去能 129
PMMA 膜の吸着性能 130
PMMA 膜の栄養状態への影響 130

AN69 膜 131
まとめ 132

私の透析研修④ 所変われば品変わる ／135

CHAPTER 6
透析患者の栄養障害 137

栄養障害と基本的な考え方 137
制限するばかりが能じゃない 139
まとめ 142

あとがき 144

索引 147

I 透析処方編

CHAPTER 1
透析処方という概念

　日本全国ほとんどの施設において，ハイパフォーマンス膜を用いた1回4時間の血液透析を週3回行うというのが標準治療です．しかし，患者さんの年齢ひとつをとってみても20歳台の若年から75歳以上の後期高齢者まで幅広く，また性別や体格，基礎疾患や透析年数，合併症の有無など患者さんそれぞれの多様な背景があります．したがって，「すべての患者さんに共通した最適な透析条件」というものは存在しません．例えば，一口に風邪といっても，熱があるのか，のどが痛いのか，咳がひどいのか，鼻水がつらいのか，それら症状の有無に対応して適切に処方内容を変えるように，透析についても患者さん個々においてその人にあわせた「処方」が求められるのです．

　それではどのような項目を指標に，患者さんそれぞれに設定していけばよいのでしょうか．

　日本透析医学会の維持血液透析ガイドラインでは以下のように記されています．

> 日本の透析の特徴として，諸外国と比較して長期かつ高齢の血液透析患者が多いことがあげられる．結論としては，透析処方において最低限守るべき推奨としては本邦においてすでに広く行われている治療であり，具体的には，超純粋透析液を用いて，血流量 200mL/min 以上，透析液流量 500mL/min 以上でハイパフォーマンス膜ダイアライザを用いた週3回：4時間以上の血液透析を行えば自ずと達成できる値を示した．

　ところが，初めて透析に関わる人がこのガイドラインを読んだだけでは目標値が示す意味や，そもそもどのようなデータや評価項目をもとにこの数値が算出され，実際の透析においてどのような設定項目があるのか，細かな点まではなかなか整理しにくいものだと思います．

〔Ⅰ　透析処方編〕

　　では,実際に患者さんそれぞれにより良い透析を受けてもらうために,どのような設定をしていけばよいのかを考えること,そのプロセスが透析を「処方すること」であると言えます.

　　透析処方に関わるパラメータとして,具体的には以下のようなものがあります.

表1　透析に関わるパラメータ

設定パラメータ	設定数値など
透析モード	HD, HF, HDF, ECUM, etc.
血液流量（QB）	200〜250mL／min
透析液流量（QD）	400〜500mL／min
ダイアライザ	材質・サイズ, etc.
透析時間	3〜5 時間／回
透析回数	2〜4回／週
除水量・ドライウェイト	患者個々に設定
抗凝固薬	未分化ヘパリン, ナファモスタット, etc.

（日本透析学会. 維持血液透析ガイドライン: 血液透析処方. 透析会誌. 2013; 46: 587-633 を基に作成）

　　本書では,これら設定項目のもつ意味や実際の選択・設定法について,透析の原理に立ち返ってひとつひとつ確認していきます.

CHAPTER 2
尿毒素物質の基礎知識

● 尿毒素物質とは

　末期腎不全患者では，本来であれば腎臓から尿中に捨てられるべきであった「余剰な水分」と「尿毒素物質」が体内に高濃度で貯留している状態です．血液透析には，この「余剰な水」と「尿毒素」の両方を除去する役割がありますが，本 CHAPTER では，そもそも毒素とはなにか？について整理してみたいと思います．

　厳密に定義すると，尿毒素物質とは以下の性質に基づく物質と考えられています．
① 可溶性の物質で低分子量（molecular weight: MW＜500）の物質で腎臓の排泄機能の低下に伴って体内に蓄積し，透析によって除去される物質．代表的なものとして，尿素，クレアチニン，リンなど．
② 中分子物質（500＜MW＜32,000）の物質で，血液透析によって除去される物質．代表的なものとして，β_2 ミクログロブリン，副甲状腺ホルモン，FGF23 など．
③ その物質の体内動態が他の尿毒素物質を代表し，かつ，透析によって除去される物質．
④ 生体における正常なシステムに対して化学的あるいは生物学的反応を生じ，結果，生体において有害な作用を持つ物質．
⑤ その濃度が臨床的な転帰と関連する物質．
⑥ （血液サンプルなどから）測定が簡便であるもの．
　（日本透析医学会．維持血液透析ガイドライン：処方透析編を改変）

　これらの6つの性質をもつことが尿毒素物質の概念としては理想的ですが，実際にすべての基準を満たす物質は存在しません．しかし，その中でも小分子物質の尿素（分子量60Da）は前述の①③⑤⑥を満たし，

〔I　透析処方編〕

　また，可溶性で細胞膜をほぼ自由に通過して拡散する性質があり，体液に一様に分布すると仮定できるので，後述の様々なコンパートメントモデルに適合するという特徴をもつため，透析効率の指標としても用いられています．

　尿毒素物質としてこれまでにわかっているものは，2003 年に The European Uremic Toxin Work Group（EUTox）から発表された論文で 90 種類ほどが指定され，その後 2007 年に 14 物質が [1]，さらに2012 年に 56 物質が追加されました [2]．

表1 現在までに明らかになっている代表的な尿毒素物質

小分子（分子量＜500）遊離型	小分子（分子量＜500）蛋白結合型	中分子（分子量＞500）
尿素	ホモシスチン	副甲状腺ホルモン
クレアチニン	インドール酢酸	β_2ミクログロブリン
尿酸	p-クレゾール	レプチン
メチルグアニジン	フェノール	シスタチン C
グアニジノコハク酸	馬尿酸	ニューロペプチドγ
非対称性ジメチルアルギニン	ペントシジン	IL-1β
ミオイノシトール	グリオキサール	IL-6
アラビトール	メチルグリオキサール	TNF-α
シュウ酸	フランプロパン酸	アドレノメデュリン
βリポプロテイン	インドキシル硫酸	心房性ナトリウム利尿ペプチド
グアニジン	スペルミジン	補体 D 因子
ヒポキサンチン	キノリン酸　　　　　など	エンドセリン
マロンジアルデヒド		ヒアルロン酸
破骨細胞形成抑制因子		レチノール結合蛋白質　　　など
対称性ジメチルアルギニン		
キサンチン　　　　　など		

(Vanholder R, et al. Kidney Int. 2003; 63: 1934-43 [3] を基に作成)

　この中で，分子量（MW）が 500Da 未満のものを小分子，500Da 以上のものを中分子という呼び方で分類しています．

　2003 年の時点で小分子物質が 68 種類，中分子物質が 22 種類，分子量が 12,000Da と超えるものが 12 種類特定されました．これら 90 種類の物質の中には分子量は 500Da 以下ではあるが血液中でアルブミン（分子量 66,000Da）などの蛋白質に結合している物質が 25 種類あります．血漿蛋白と結合しているということはその物質自体は小分子物質であっても透析による除去を考えた場合，結合している蛋白質の分の分子量が大きなものとなりますので除去効率は遊離型の尿毒素に比べる

CHAPTER 2 尿毒素物質の基礎知識

と格段に低下します．さらに，本来であれば薬物のほとんどは血中のアルブミンと結合して血中に存在しますが，これら蛋白結合型尿毒素が増加するということは，腎不全患者にとって薬物毒性のリスクを上げる要素でもあります．こうした物質を除去するためには非常に限られたHigh Flux な血液透析が必要です．しかし，これら物質の除去効率を上げるのと同時に蛋白の漏出も問題となってきます（詳細はⅡ至適透析編 CHAPTER 2「透析効率を上げるには？」を参照）．

患者の臨床的予後に与える影響

前述の尿毒素物質の定義の中に，「⑤その濃度が臨床的な転帰と関連する物質」とあります．**表1** の中でも近年腎不全患者における致死的合併症（とくに心血管イベントなど）との関連が示されているものとして以下のようなものがあり，分子量によるカテゴリー別に整理してみます．

A. 小分子尿毒素物質

小分子尿毒素物質の非対称性ジメチルアルギニン（asymmetric dimethylarginine: ADMA）は血管内皮細胞における一酸化窒素の産生を抑制し心血管イベントの増加や総死亡に寄与することが報告されています[4,5]．

また，トリメチルアミン-N-オキシド（trimethylamine-N-oxide: TMAO）は動物実験レベルでは尿細管・間質の線維化を容量依存的に増悪させ，動脈硬化のプラークの増大にも寄与することがわかっています[6]．ヒトにおいては TMAO の血中濃度の上昇は冠動脈疾患のハイリスク群となり23〜67％の CV イベントのリスク増加や，55〜91％の全死亡リスクの増加にも寄与するという報告があり，ADMA や尿酸と並んで心血管イベントのハイリスク因子です．

B. 蛋白結合型尿毒素物質

蛋白結合型尿毒素物質の中でも，ホモシスチンは動物実験レベルにおいて血管の炎症や動脈硬化を促進することが明らかになっており[7]，透析患者においても高ホモシスチン血症が心血管イベントの重要なリスク

JCOPY 498-22450

5

〔Ⅰ 透析処方編〕

ファクターであることが示されています[8-10].

　他にも，インドキシル硫酸は IL-6 の誘導や血管内皮細胞への炎症細胞の遊走・接着など介して血管に微細な炎症を惹起させ血栓性の血管障害を惹起させる[11] だけでなく，心血管イベントの発症や総死亡を上昇させることが示されています[12].

　また，p-クレゾールも心血管イベントの発症や総死亡率上昇に寄与することが示されています[13, 14].

　インドール酢酸は動物実験レベルで，血管内皮細胞の酸化ストレスを上昇させアポトーシスを誘導したり[15]，血管内皮細胞内での炎症性メディエーターの産生増加に関わることがわかっていましたが[16]，ヒトにおいても，血中インドール酢酸濃度が CKD 患者において臨床的な炎症マーカーや酸化ストレスマーカーと正の相関を示し，心血管イベントや総死亡の独立した予測因子であることが示されました[16].

　他にも，最終糖化産物（advanced glycation endproduct: AGE）や炎症性サイトカインなども注目されています[17, 18].

C. 中分子尿毒素物質

　Fibroblast growth factor 23（FGF23）は CKD 患者のごく初期から上昇し始め，65 歳以上の患者において CKD の有無に関わらず FGF23 高値は左室肥大の独立したリスクファクターです[19, 20]. また近年の研究で，FGF23 は動物実験のレベルにおいて transforming growth factor β（TGFβ）を介した心筋の線維化を促進することも報告されました[21]. また，FGF23 は動物実験のレベルで心筋細胞に直接作用して同細胞内へのカルシウムイオンの流入を阻害することで収縮力障害を惹起することも確認されました[22]. これらの結果は，FGF23 高値の患者における（左室肥大の存在に依存しない）心収縮力障害の背景病態を支持するものと考えられます[23].

　このように，尿毒素物質とは，腎不全によって体内に蓄積し，生体に様々な問題を起こす物質というだけでなく，同時に，患者さんの透析効率を評価する際のマーカーや，予後予測因子としても重要な物質です.

　次項からは，血液透析でこれら尿毒素物質をどのような原理で除去するのか，そのメカニズムについて学んでいきたいと思います.

CHAPTER 2 尿毒素物質の基礎知識

● 参考文献

1) Meert N, et al. Inconsistency of reported uremic toxin concentrations. Artif Organs. 2007; 31: 600-11.
2) Duranton F, et al. Normal and pathologic concentrations of uremic toxins. J Am Soc Nephrol. 2012; 23: 1258-70.
3) Vanholder R, et al. Review on uremic toxins: classification, concentration, and interindividual variability. Kidney Int. 2003; 63: 1934-43.
4) Schlesinger S, et al. Asymmetric and Symmetric Dimethylarginine as risk markers for total mortality and cardiovascular outcomes: A systematic review and meta-analysis of prospective studies. PLoS ONE. 2016; 11: e0165811.
5) Liu X, et al. Asymmetric dimethylarginine (ADMA) as an important risk factor for the increased cardiovascular diseases and heart failure in chronic kidney disease. Nitric Oxide. 2018; 78: 113-20.
6) Tang WH, et al. Gut microbiota-dependent trimethylamine N-oxide (TMAO) pathway contributes to both development of renal insufficiency and mortality risk in chronic kidney disease. Circ Res. 2015; 116: 448-55.
7) Hofmann MA, et al. Hyperhomocysteinemia enhances vascular inflammation and accelerates atherosclerosis in a murine model. J Clin Investig Dermatol. 2001; 107: 675-83.
8) Moustapha A, et al. Prospective study of hyperhomocysteinemia as an adverse cardiovascular risk factor in end-stage renal disease. Circulation. 1998; 97: 138-41.
9) Wald DS, et al. Homocysteine and cardiovascular disease: evidence on causality from a meta-analysis. BMJ. 2002; 325: 1202.
10) Heinz J, et al. Homocysteine as a risk factor for cardiovascular disease in patients treated by dialysis: a meta-analysis. Am J Kidney Dis. 2009; 54: 478-89.
11) Adelibieke Y, et al. Indoxyl sulfate induces IL-6 expression in vascular endothelial and smooth muscle cells through OAT3-mediated uptake and activation of AhR/NF-κB pathway. Nephron Exp Nephrol. 2014; 128: 1-8.
12) Barreto FC, et al. Serum indoxyl sulfate is associated with vascular disease and mortality in chronic kidney disease patients. Clin J Am Soc Nephrol. 2009; 4: 1551-8.
13) Meijers BK, et al. p-Cresol and cardiovascular risk in mild-to-moderate kidney disease. Clin J Am Soc Nephrol. 2010; 5: 1182-9.
14) Bammens B, et al. Free serum concentrations of the protein-bound retention solute p-cresol predict mortality in hemodialysis patients. Kidney Int. 2006; 69: 1081-7.
15) Jourde-Chiche N, et al. Levels of circulating endothelial progenitor cells are related to uremic toxins and vascular injury in hemodia-

〔I 透析処方編〕

lysis patients. J Thromb Haemost. 2009; 7: 1576-84.

16) Dou L, et al. The cardiovascular effect of the uremic solute indole-3 acetic acid. J Am Soc Nephrol. 2015; 26: 876-87.

17) Horl WH. Are new toxins appearing on the horizon? Contrib Nephrol. 2001; 133: 28-41.

18) Avram MM, et al. Hemoglobin predicts long-term survival in dialysis patients: a 15-year single-center longitudinal study and a correlation trend between prealbumin and hemoglobin. Kidney Int Suppl. 2003; S6-10.

19) Gutierrez OM, et al. Fibroblast growth factor 23 and left ventricular hypertrophy in chronic kidney disease. Circulation. 2009; 119: 2545-52.

20) Jovanovich A, et al. Fibroblast growth factor 23, left ventricular mass, and left ventricular hypertrophy in community-dwelling older adults. Atherosclerosis. 2013; 231: 114-9.

21) Hao H, et al. FGF23 promotes myocardial fibrosis in mice through activation of β-catenin. Oncotarget. 2016; 7: 64649-64.

22) Touchberry CD, et al. FGF23 is a novel regulator of intracellular calcium and cardiac contractility in addition to cardiac hypertrophy. Am J Physiol Endocrinol Metab. 2013; 304: E863-73.

23) Seiler S, et al. The phosphatonin fibroblast growth factor 23 links calcium-phosphate metabolism with left-ventricular dysfunction and atrial fibrillation. Eur Heart J. 2011; 32: 2688-96.

CHAPTER 3
透析の原理

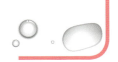

　腎臓は本来，生体内の生命活動の中で発生した老廃物や余剰な水分の除去，電解質の調節，エリスロポエチンの分泌といった多彩な機能をもっています．透析療法はこれら腎臓の機能を代替するものですが，これらのうち，老廃物の除去・水の移動・電解質調節は血液と透析液との間の半透膜（透析膜）を介した物質の移動によって行われ，その背景にある主要なメカニズムは「拡散」と「限外濾過」の2つです．

拡散

　拡散は半透膜を介した2つの液体の濃度差を動力として物質が移動する現象を指します．液中で溶質が分布している（半透膜を介して不均一な状態）では，溶質は濃度の高い方から低い方へと，溶質の濃度が均一になるまで自然に移動を続けます．
　まずはこの拡散の原理について模式図でみていきます 図1 ．

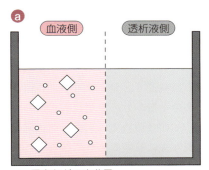

○ 尿素などの小分子
◇ β₂ミクログロブリンになどの中〜大分子

図1 拡散の原理
ⓐ 半透膜を介して左側には血液，右側には透析液が入っている水槽をイメージします．
　血液側には尿素窒素などの小分子量物質やβ₂ミクログロブリンなどの中〜大分子の尿毒素物質が含まれています．

〔I 透析処方編〕

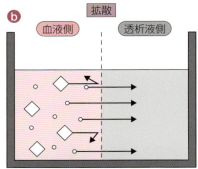

→ 濃度差による移動

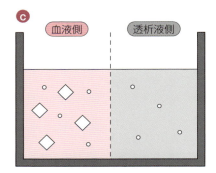

図1 拡散の原理（つづき）

ⓑ 濃度差を均衡にすべく，半透膜を介して血液側から透析液側に小分子量物質が濃度勾配に従って自然に移動します．しかし，中分子量以上の物質は膜孔に対してサイズが大きめで（通れなくはないものの）簡単には通り抜けられません．

ⓒ 拡散の結果として，小分子量物質のみが血液側と透析液側で平衡状態になります．もちろん，（中分子量物質が含まれている分）血液側のほうが浸透圧が高く，それに伴った水の移動も同時に起こるのですが，ここでは溶質のみに注目して図化しています．

　溶質の移動を「分子拡散」，溶媒である水の移動を「浸透」といいます．拡散効率は分子運動速度に依存しており，分子運動速度が速いほど透析膜との衝突回数が増え除去される効率も増加します．この拡散係数（拡散の速さを示す数値）は分子量が小さい物質ほど高くなります．つまり，溶質の拡散速度は分子量が小さいものほど速くなります．一方，溶質の分子量が大きいほど拡散速度は大幅に低下していきます **図2**．

　透析療法においてもこの性質は共通で，分子量の小さい尿毒素物質は容易に除去されるのに対し，高分子量のものほど除去するのが難しくなるのはこのためです．したがって血液透析では尿素，クレアチニン，尿酸といった分子量の小さい物質が主に拡散によって除去されています．

　また，「拡散」では血液から尿毒素物質を除くだけでなく，血液中に不足しているものを透析液側から血液側へ補充することも可能となります．

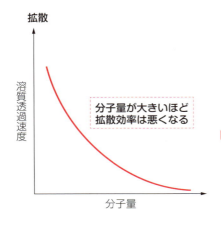

図2 拡散における分子量と溶質透過速度の関係
(小久保謙一. 血液浄化療法に応用されている原理と物質除去の指標. Clin Eng. 2018; 29: 5 より改変)

透析液とは何か

　それでは，血液と物質交換の相手となる透析液の組成とはどのようなものでしょうか．透析液の理想的な組成としては，血液の浸透圧を大きく変化させず，かつ，除去したい物質の拡散速度を最大化するという条件をクリアすることが必要です．

　血液透析では血液と透析液が半透膜である透析膜を介して接している状態です．血液よりも透析液の濃度が低い物質は拡散の原理によって透析液の中へ移動し，除去されます．つまり，血液中から除去したい物質（尿毒素）を透析液側ではほぼゼロの状態にして濃度差を大きくすれば効率よく除去できることになります．透析膜には直径数 nm から十数 nm 程度の細かな孔が多数開いており，たとえばアルブミン（分子量 66,000Da）のような高分子量の溶質は通さず，溶媒である水（分子量 18Da）や尿素（分子量 60Da）クレアチニン（分子量 113Da），ブドウ糖（分子量 80Da）のような小分子量の溶質は自由に通ることができます．

　通常は市販の透析液の原液（濃縮液あるいは粉末剤）を用いて施設ごとに統一された濃度で調製され，大多数の患者さんで同じものが使用されています．本来は患者さんの病態に応じて個々に電解質濃度などの調整がされるのが理想ですが，技術的には可能でも現場の限られた人員なども総合して考えるととても難しいことです．それでも患者さんの中には市販の組成や濃度では治療に適していない患者さんもいるため，この

[Ⅰ　透析処方編]

ようなケースに限り患者さんの血液組成や症状に合わせて透析液を個別に調製して使用します.

血液透析療法は患者さんの血液成分を短時間で浄化する治療法ですが，その実は患者さんの血液を透析液の物質組成濃度に近づける治療ともいえます.

透析液の組成

拡散の原理を用いて血液側と透析液側の両方に含まれる物質は，濃度勾配を維持するために濃度の高い方から低い方へ移動します.市販されている一般的な透析液の組成と，拡散の際に血液側と透析液側で移動する物質と移動方向については 表1 のようになります.

血液から除去したい物質（尿毒素やカリウム）は透析液で血中濃度よりも低くすることで濃度差を最大化し，拡散効率（＝除去効率）を高めています.ナトリウムやブドウ糖など，血漿浸透圧に影響を与えうる物質は血中とほぼ同じ濃度になるように調製され，重炭酸イオンなど少しだけ血液中に補充して pH を調整したいものは血中濃度よりわずかに透

表1 透析液の組成と物質移動量

溶質	単位	患者血液(例)		重曹透析液	無酢酸透析液
Na	mEq/L	140	←→	138～143	140
K	mEq/L	5.6	→	2	2
Cl	mEq/L	110	←→	110～114.5	111
Ca	mEq/L	2.3	←→	2.5～3.0	3
HCO_3	mEq/L	20	←	25～30	35
Mg	mEq/L	2.3	→	1	1
IP	mg/dL	6.4	→	0	0
尿素窒素	mg/dL	80	→	0	0
クレアチニン	mg/dL	9.6	→	0	0
ブドウ糖	mg/dL	125	←→	100～150	150
酢酸	mEq/L	0.3～1.9	←→	8～10	0
クエン酸	mEq/L	1.3～2.6	←→	0	2

　→：血液側から透析液側へ移動
←→：血液側と透析液側で濃度がほぼ同じでほとんど移動が起こらないか，あってもわずか.
　←：透析液側から血液側に移動

Warty VS, et al: Clinical Chemistry. 1984; 30-7-1231-3. および国際特許分類
国際出願番号: PCT／JP2012／083663: 扶桑薬品工業株式会社より引用改変

CHAPTER 3 透析の原理

析液側で高く調製されています．カルシウムについて，多くの重曹透析液ではカルシウム濃度は 2.5 から 3.0mEq/L に調整されています．血液中のカルシウムは 50%がアルブミンと結合しているため透析によって出し入れされるカルシウムイオンは残りの 50%です．血清カルシウム濃度が 9mg/dL（4.5mEq/L）であった場合，移動しうるカルシウムイオン（Ca^{2+}）はその半分の 2.25mEq/L です．実際の透析においては透析液はカルシウム 2.5～3.0mEq/L の範囲で調整されており，2.5 ではわずかにカルシウムイオンが透析液側に出ていき，逆にカルシウム 3.0mEq/L の透析液ではわずかにカルシウムイオンが透析液側から血液に入ってくることになります．多くの施設ではその中間の 2.75mEq/L で調整されています．

限外濾過

　続いて，もう一つの重要なメカニズムである限外濾過についてみていきます．限外濾過は半透膜のように細かい孔の空いた仕切り両側に水が存在する場合に，片側に陽圧をかけるか，あるいは反対側に陰圧をかけることによって水が移動する原理です．濾過は**圧力差を動力として，水分子とセットにして溶質を分離する方法です**．血液中の物質は，膜の表面の細孔径より小さい物質であればそのまま水と共に膜を通過しますが，膜の細孔径より大きければ膜を通過できません．

　実際の血液透析においては，透析器（ダイアライザ）の出口を狭くするようにして血液側から陽圧をかける，あるいは透析液側で除水ポンプを用いて陰圧をかけて強制的な圧力差（限外濾過圧）を発生させ，血液を透析膜に押し付けて濾過します．この圧較差の大きさによって水分や溶質の除去速度が規定されます．

　では，先ほど，拡散の原理を説明した水槽のモデルで続けて見ていきましょう．

　先ほどの拡散の原理を説明した図で中分子以上の尿毒素物質は血液側に止まったままでした 図3．

　血液透析や腹膜透析において，圧較差を用いて水分子と一緒に溶質を除去する現象を合わせて限外濾過と定義されます．

13

［Ⅰ 透析処方編］

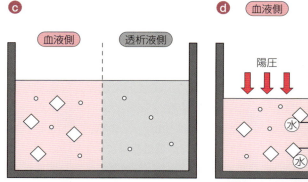

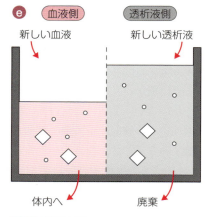

図3 限外濾過の原理

❹ P10の **図1** ❸のつづきです．ここで血液側に陽圧を，透析液側には陰圧をかけると半透膜の両側に圧較差を生じます．圧較差に従って溶媒である水分子が血液側から透析液側へ強制的に移動します．この時，膜孔を通過して移動するものは水だけでなく，膜の穴よりも小さな中分子量物質も水分子とセットになって透析液側へ移動します．

❺ 濾過が終了した時点で小分子物質に関しては拡散の原理で血液側と透析液側で平衡に達し，中分子量物質に関しては血液側から透析液側へ移動した分だけ血液側で減少します．また，圧較差によって水分子も血液側から透析液側に移動したため，液量に関しては血液側は最初より少なくなっています（除水されています）．

そして血液側には新しい血液が供給され透析液も新しいものに入れかわります．これらがリアルタイムに起こっています．

CHAPTER 3 透析の原理

　限外濾過では，静水圧や浸透圧により透析膜の両側で圧較差が生じ，圧の高い方から低い方に水分子が移動します．このとき，透析膜の孔を通過できる溶質は水分子とともに透析膜を通過して押し出され，これを溶媒牽引（solvent drag または convection）と呼びます．拡散によって除去されにくい分子量が大きな尿毒素物質はこのメカニズムで水とともに透析液側に濾し出されて血中から除去されるのです．

　透析では拡散と限外濾過の一連の反応がリアルタイムに連続的に起こっています．つまり，血液側では尿毒素が除去され，かつ，除水によって容量が減少した血液が患者さんの体内へ戻り，それと同時に新しい血液がダイアライザの中に流れ込んできます．一方，透析液側では血液側から移動してきた尿毒素物質や余剰な水分を含む透析液は廃棄され，新しい透析液がダイアライザの中空糸の外側に再充填されます．そして物質と水の移動が繰り返し起こるのです．

　拡散と濾過それぞれで除去される物質の分子量を図示します 図4 ．

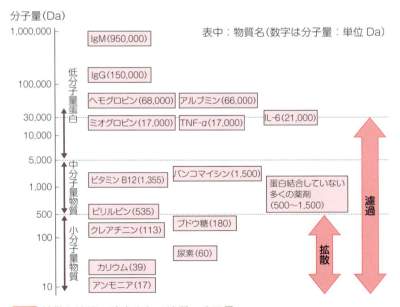

図4 拡散と濾過で除去される溶質の分子量
（野入英世, 他, 編. CRRT ポケットマニュアル第2版. 東京: 医歯薬出版. 2015 より改変）

[Ⅰ 透析処方編]

分子量が大きく，透析膜の孔より大きい溶質は通過できないため，透析膜はふるいとして働きます．通過できる限界の物質の分子量をカットオフ値といい，カットオフ値はダイアライザの材質によって異なります．また，濾過の効率は透析膜の透水性が高いほど，透析膜にかかる圧力（膜間圧力差）が大きいほど高くなりますが，透析膜を通過できない蛋白などが透析膜に付着して孔が目詰まりすることにより，溶質の除去効率は経時的に低下します．

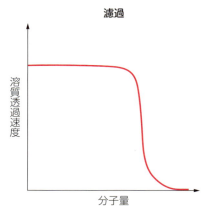

図5 濾過における分子量と溶質透過速度の関係
(小久保謙一．血液浄化療法に応用されている原理と物質除去の指標．Clin Eng. 2018; 29: 5)

つまり，濾過による物質除去においては膜孔を通過できるサイズの物質であれば分子量の大小にかかわらず濾過効率は一定に保たれますが，膜孔サイズを超える分子量の物質は急激に除去効率が低下するという性質があります **図5** ．このグラフは圧較差を一定にした場合の分子量による濾過速度の変化を示したものですが，逆に分子量を固定して圧較差を変化させた場合は，圧力差に応じて直線的に濾過量は増加します．しかし，これは理論値であり血液の場合はある圧較差以上で濾過が生じ始め低圧較差の領域では直線的に濾過量は増加するものの，ある一定の圧較差以上ではプラトーに達し，この時の濾過量のことを最大濾過量と表現します[1]．この最大濾過量は患者さんの総蛋白濃度が低いときや膜面のずり速度によって増減することがわかっており，低蛋白血症の患者さんでは理論値よりも最大濾過量が低くなります．膜の性質によっても最大濾過量は変化し，一般に同じ圧較差では透水性の高い膜ほど濾過量が大きくなります[2]．

本CHAPTERでは血液透析の基本的なメカニズムである「拡散」と「限外濾過」について見てきました．除去したい物質の分子量によって拡散のほうが適しているのか，濾過でないと取り除けないのか，といった違

CHAPTER 3 透析の原理

いを理解することがポイントです.

● 参考文献

1) 峰島三千男. 血液浄化に用いられる分離技術. Clin Eng. 2015; 26: 329-34.
2) 峰島三千男. 透析, 限外濾過, 吸着. Clin Eng. 2017; 28: 351-3.

CHAPTER 4
透析のモード

● はじめに

　それでは，本 CHAPTER では CHAPTER 2 で解説した尿毒素物質および体内の余剰な水分を，CHAPTER 3 で解説した拡散と限外濾過の原理を用いて，実際の血液浄化法の中でどのように除去していくのか，そのメカニズムについて見ていきます．

　一口に血液浄化法といってもいくつかのモードがあります．外来維持透析のほとんどのケースでは血液透析（Hemodialysis: HD）が選択されていますが，患者さんの状態によってはその他の血液浄化法を選択，あるいは HD に組み合わせて治療が行われています．

　その中でも，主に外来維持透析で選択される透析法とその適応に関しては以下のようなものがあります．

血液透析	Hemodialysis: HD
ECUM	Extracorporeal ultrafiltration method
血液濾過	Hemofiltration: HF
血液濾過透析	Hemodiafiltration: HDF

　この他にも，さまざまな血液浄化法が存在します．持続緩徐式血液濾過透析（continuous hemodiafiltration: CHDF）は集中治療領域で血圧などのバイタルサインが非常に不安定な患者さんでの血液浄化に選択されます．血液吸着は薬物中毒や消化管手術後のグラム陰性桿菌敗血症などで選択されます．血漿交換は血液型不適合の腎移植手術前や，中枢神経ループスなどの膠原病，血栓性血小板減少性紫斑病，劇症肝炎などの特殊な病態において施行されます．

血液透析　　Hemodialysis: HD

　まず，最も多くの症例で施行されている血液透析（HD）からみてい

CHAPTER 4 透析のモード

きましょう．

　血液透析は「拡散」と「限外濾過」の両方を使って，血液中の尿毒素と余剰な水分を取り除く治療です．

　では，実際に透析の回路の中ではどのような血液が透析液の流れがあり，どこで物質の移動や水の移動が起こり体液量の変化が生じているのか 図1 を使ってみてみましょう．

　血液透析用の回路には3つのポンプがあります．

❶ 血液ポンプ
　患者さんのブラッドアクセス（シャントなど）から血液を抜き出し血液回路を循環させるポンプです．

❷ 透析液ポンプ
　透析液供給装置から透析液を引き込み透析液回路内およびダイアライザの中空糸の外側を循環させるポンプです．

❸ 除水ポンプ
　ダイアライザ内に陰圧を生じさせ血液側から透析液側に水の移動を起こすためのポンプです．

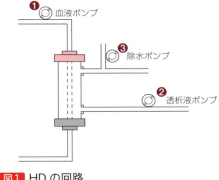
図1 HD の回路

　では，これらのポンプがどのように働いていくのか順を追ってみていきます．

　まず最初に，❶の血液ポンプが回ることで患者さんのバスキュラーアクセスから1分あたり200mLの血流が血液回路の中，そしてダイアライザの中空糸内を通過して，患者さんのバスキュラーアクセスに戻っていくという血液回路ができあが

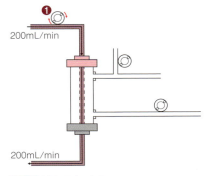
図2 HD のしくみ

19

[Ⅰ　透析処方編]

ります．この時はまだ中空糸の外側には透析液が流れていないため溶質の移動も起こらず，また，限外濾過を起こす除水ポンプも回っていないため水の移動（除水）も起こっていません．

次に❷の透析液ポンプが回ります．1分あたり500 mLの透析液がダイアライザ内に入り，中空糸と接触し，同じ容量だけ排液されます．この時，中空糸の膜孔を通して拡散が起こり，電解質や小分子尿毒素などの溶質の移動が起こります．

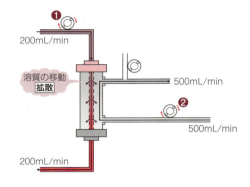

続いて❸の除水ポンプが10mL/minの速度で回転します（この除水ポンプの速度を調節することがすなわち，除水量の設定です）．これによって閉鎖空間であるダイアライザの中に陰圧が生じ，1分あたり10mLの水が中空糸の膜孔を通して血液から透析液側に移動します．これが限外濾過で

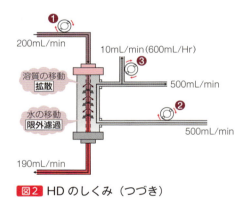

図2 HDのしくみ（つづき）

す．その結果，ダイアライザから出てきた血液は毎分あたり10mLの血液が減った（除水された）状態，つまり190mL/minが患者さんの体に戻っていくことになります．このプロセスを1時間続けると，10mL/mim×60min＝600mL/Hrの除水量となるわけです．

20　498-22450

CHAPTER 4 透析のモード

Extracorporeal ultrafiltration method: ECUM

　次に，ECUMについてみていきます．ECUMとはextracorporeal ultrafiltration methodの略で，限外濾過のみを行う血液浄化法です．このモードを一言でいうと，「水だけ抜く」です．厳密には水の除去に伴って多少の溶質の移動もありますが，基本的には体液除去のみを目的とし，溶質除去は行わないモードです．濾過の原理を用いて等張性にゆっくりと（←ここがポイント）除水を行うため，血漿浸透圧変化がきわめて少なく，血圧が不安定な状態でも急激な血圧低下などをきたしにくいことが特徴です．

　日常の透析診療でECUMが使用される機会としてよくあるのが，透析間体重増加が多い場合です．ガイドラインでは15mL/kg/Hrを超える除水は急激な血圧低下などを避けるべきであるとされています．たとえばドライウェイトが60kgの人であれば，2日空きの週初めの許容増加量は3.6kg（除水速度にして900mL/Hr）です．しかしそれを上回る4.2kgなどの体重増加があった場合，4時間で除水を行おうとすると血圧低下を引き起こしてしまう可能性もあり，単位時間あたりの除水量はこれ以上アップできません．そうした場合，血圧が低下しにくいECUMを30分～1時間追加して引ききれない分の4.2kg−3.6kg＝600g（mL）を追加除水するといったことがしばしばあります．前述の通りECUMは血圧低下を起こしにくく循環動態が安定しやすいため，薬剤不応性のうっ血性心不全などもよい適応です．

　では実際に回路のイメージで診てみましょう 図3．

　まず，HDと同じく❶の血液ポンプによって200mL/min血液が透析回路とダイアライザの中空糸の中を循環しています．

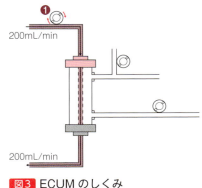

図3 ECUMのしくみ

［Ⅰ 透析処方編］

ECUMは透析液を使わないので❷の透析液ポンプは使用しません．したがって，拡散の原理は働かず溶質は移動しません．次に❸の除水ポンプが10mL/minで回転します（この速度は目的の除水量に合わせて設定します）．この時，透析液側は陰圧となり限外濾過のメカニズムが働き，血液側から透析液側に10mL/minの水が移動

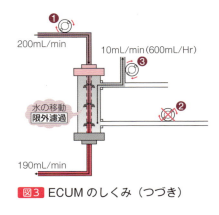

図3 ECUMのしくみ（つづき）

します．その結果，200mL/minでダイアライザに入った血液は10mL少なくなった190mLで（除水されて）出てきて，患者さんへ返っていきます．このプロセスを1時間続けると，10mL/min×60分＝600mL/Hrの除水ができます．

血液濾過　　Hemofiltration: HF

A. 基本的なしくみ

　血液濾過（HF）とは血液濾過器（ヘモフィルター）を用いて，透析液を使用せず限外濾過圧をのみを用いて血液を濾過し，水分子の移動に伴って尿毒素を除去する方法です．ここだけ聞くと，HDにおける除水（限外濾過）やECUMも透析液を使用せずに限外濾過によって尿毒素や水分を除くという点においては共通ですが，大きく違うのは限外濾過の強さ（濾過する血液の量）です．血液濾過器（ヘモフィルター）から，血液中の水分と老廃物，電解質を濾液として除去しますが，除去した濾液の代わりに透析液と類似した成分の補充液を血液回路内に注入します．補充液は血液中に直接注入するため，浸透圧も血液と同等に調整され，滅菌された大変清潔な薬剤です．一般的な補充液の組成は 表1 のようになります．

CHAPTER 4　透析のモード

表1 血液濾過用補充液 サブラッドの組成

〔電解質濃度〕

Na^+	K^+	Ca^{++}	Mg^{++}	Cl^-	CH_3COO^-
140.0	2.0	3.5	1.5	107.0	40.0

（mEq／L：理論値）

　こうしてみると，補充液の組成は透析液とほとんど変わらないことがわかります（P12 **表1** 参照）．透析液をそのまま補充液として使うことができれば，補充液の調製を透析のたびに行わなくてもよいため，近年では透析液そのものを補充液として用いるオンラインでの HF や HDF の頻度が増加しています．1回の治療で濾液として除去する量（＝補液として注入する量）は，通常では体重の 1／3 以上とされています．ECUM の場合は 10mL／min ほどの陰圧での濾過（除水）を行うものでしたが，HF では濾液ポンプによってその約 10 倍の 100mL／min 前後の限外濾過を発生させます．なぜなら，（前希釈 HF の場合）ヘモフィルターに入る前の大量の補液によって血液の量を増やした分も引かなくてはならないため，補充液の分も足した単位時間あたりの除水パフォーマンスを出さなくてはならないからです．そもそも HD や ECUM に対して，HF では濾過の目的が異なります．特に ECUM は心不全患者や体重増加の多い患者に対して循環動態を維持しながらの除水に特化したモードであったことに対し，HF は補充液（置換液）を用いて希釈した血液に対して大量の濾過をかけることで，（水分子と一緒に）中分子などの尿毒素を取り除くことに主眼を置いているからです．ただし，HF は血液透析と比べると中〜大分子物質の除去性能に優れていますが，拡散の原理を用いないため小分子物質の除去性能は劣ります．

　では実際に回路図で血液濾過における流れについてみてみましょう．

〔Ⅰ 透析処方編〕

　HFの回路はこれまで見たHDやECUMの回路とは少し作りが異なります．最も大きな違いは❹補液ポンプと補充液バッグ，❺濾液ポンプの存在です．

　透析液は用いないため，❷補液ポンプは使わず，また，基本的には除水も行わないため，❸除水ポンプも使いません．

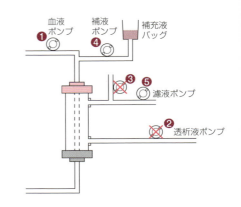

　まず，これまでと同じように200mL/minの速度で血液回路が回転しています．血液濾過は透析液を用いず（拡散の原理を用いず），大量の濾過を起こして水の移動に伴って膜穴からからダイアライザ内に中分子や低分子蛋白の除去を目的とする血液浄化法です．大量の濾過をするために血液の容量を増やす目的で，❹補液ポンプが回転し血漿とほぼ同じ浸透圧をもつ補充液が100mL/minの速度で血液中に入ります．つまりヘモフィルター内には希釈された血液が300mL/minで流れ込むことになります．

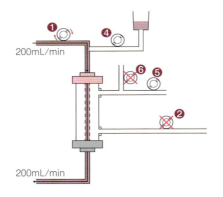

　でもこのままだと，（1分あたり100mLの補充液が足された）300mL/minの血液が患者さんの体内に流れ込むことになりますよね!?　これでは困ります．

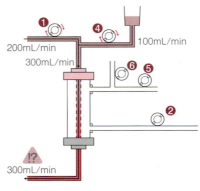

図4 HFのしくみ

CHAPTER 4　透析のモード

ここで❺濾液ポンプが100mL/minで回転して，補充液によって血液容積が増えた分と同じ量の廃液を行います．

これによって患者さんにはシャントからとり出した量（200mL）と同じ量の血液が返っていくことになり，溢水にはなりません．そして同時に，ダイアライ

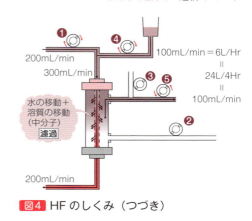

図4　HFのしくみ（つづき）

ザ内ではHDの限外濾過よりもはるかに高い陰圧が生じ，膜孔を通して大量の水を強制的に移動させ，水分子と一緒に中～高分子尿毒素などを除去するというしくみです．このプロセスを4時間続けると，100mL/min×60min×4Hr＝24,000mL＝24Lの血液を濾過できることになります．技師さんから「補充液は何Lにしますか？」と聞かれたらこの計算をして「トータル24Lでお願いします」といった指示を出せばよいのです．

B. HDとHFの違いは？

　HFの最大の特徴は，拡散の原理では除去されにくい中分子量以上の溶質除去が効率よく行えることです．HDにおける拡散ではβ_2ミクログロブリンや蛋白結合型尿毒素などの分子量が大きい溶質は分子運動速度（拡散係数）が低く，十分に除去できませんでした．そこで，HFでは大量の限外濾過を発生させて水の移動を強制的に起こさせ，圧力をかけて溶質＋溶媒（水）をまとめて丸ごと濾過します．その際，透析膜の細孔径を通過できる物質であれば分子量に関係なく除去されますので，拡散では除去しにくかった中分子量以上の物質除去も増大させることが可能になるのです（除去できる尿毒素の範囲としてはアルブミンよりも小さい物質であれば何でも，すなわち尿素やクレアチニンといった小分子量物質からβ_2ミクログロブリンや低分子量蛋白といった中～高分子量の尿毒素まで幅広く濾し出すことができます）．これら中分子（分子量100～1,500Da）や，低分子蛋白型の尿毒素が原因となって起こる

〔I 透析処方編〕

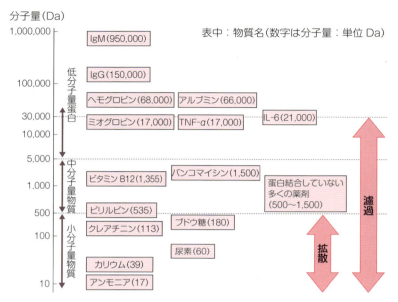

図5 拡散と濾過によって除去される溶質の分子量（再掲）
（野入英世, 他, 編. CRRTポケットマニュアル第2版. 東京: 医歯薬出版. 2015より改変）

と考えられているかゆみやイライラ感，関節痛，透析アミロイド症などの症状の改善も確認されています[1]．このように，中〜大分子量物質の除去はHDよりもHFのほうが適しています 図5 ．

　一方で，HFでは拡散の原理を利用せず限外濾過でのみ尿毒素の除去を行ってるため（除去効率は分子運動には依存せず分子量にのみ依存しているため），小分子量尿毒素の除去量は血液透析に比べて劣ります．

　この小分子量物質の除去効率の悪さはHFの欠点でもあり，同時に利点でもあります．なぜならHFでは小分子量溶質の急速な移動が起こらないため，血漿の浸透圧の変化が起こりにくくなるからです．｛血漿浸透圧＝2×Na（mEq/L）＋尿素窒素（mg/dL）/2.8＋ブドウ糖（mg/dL）/18｝という式からもわかるように浸透圧を規定しているのはナトリウムと血中尿素窒素やブドウ糖といった小分子領域の溶質です．これら小分子量溶質（とくに尿素窒素）がダイナミックに動く「拡散」では，血漿浸透圧の変化もそれだけ起こりやすいと考えられます．したがって，拡散を用いるHDでは小分子の除去による血漿浸透圧の低下によって

CHAPTER 4 透析のモード

一時的な細胞外液量の低下をもたらし，透析中の血圧低下を起こす一因となっています．一方 HF では，血漿浸透圧とほぼ同等の補充液を持続的に補充することから血漿浸透圧の変化が少なく循環動態は血液透析に比べ安定しています．そうした観点から見ると，血液脳関門間での浸透圧ギャップが原因と考えられている不均衡症候群や，透析中の急激な血圧の低下などが HF では起こりにくいと言われているのも納得がいきます．他にも，通常の血液透析に耐えられない心不全や低血圧尿毒症性心膜炎などの心疾患や緑内障，脳浮腫，眼底浮腫など急激な循環動態の変化を防ぎたい病態にも HF は適しています．

C. 前希釈法と後希釈法

HF にはヘモフィルターの前に置換液を入れるのか（前希釈法），濾過を終えて濃縮した血液に置換液を入れるのか（後希釈法）の 2 種類の方法があります．前希釈法ではヘモフィルターに入る前に血液を希釈するため大量の置換液を必要とします．後希釈の場合，濾過後に濃縮された血液に対して電解質や緩衝材を含む補液によって置換（希釈）して体内に戻しますが，置換液の量は前希釈法に比べると少なくて済みます．しかし，後希釈法では血液がヘモフィルター内でかなり濃縮するため，凝固が問題となりやすく，濾過量が多くなるほどに凝固率が上昇するため，膜の目詰まり（膜圧の上昇）から透析効率が悪くなる可能性があります．前希釈法か後希釈法か，どちらが優れているかというよりも，施設によってどちらかしか選択できないことがほとんどであり，その施設のデバイスに応じた選択をすれば良いと思います．

〔I　透析処方編〕

血液濾過透析　Hemodiafiltration: HDF

　　最後に HDF についてみていきます．簡単に表現するならば，血液透析（HD）に血液濾過（HF）を合わせたものが HDF です．

　　前述した HD では小分子量物質の除去には優れていましたが，中～大分子量物質の除去は不得手でした．一方，HF は中～大分子量物質の除去には優れてはいますが，濾過のみで HD との同等の小分子量物質の除去能を得ることは困難でした．そこで，HD に濾過の原理を加えて小分子物質の除去能をアップさせた（つまり HF の機能も加えた）のが血液濾過透析（HDF）なのです．

　　HDF は，HF による（限外濾過による）中分子量領域以上の物質の除去と，HD（拡散）による小分子量領域の除去を合わせて行うことが可能なのです．さらに，HF と同様に血漿中での小分子量領域の急激な低下が HD に比べ少ないため，透析中の血圧低下や不均衡症候群のリスクも減らすことができ，実臨床では心機能が悪く血液透析では循環動態が不安定になりやすい症例などにもよい適応となります．

　　HDF の利点を活かすため，大量の置換液を用いるオンライン（on-line）HDF やダイアライザ内で濾過と逆濾過を繰り返す Push and pull HDF という方法があります．現在の HDF 療法はオンライン HDF が主流となっています．オンライン HDF では，透析液をエンドトキシンフィルターを通して無菌化し，補充液として用いる方法です．特に前希釈法では置換液（補液）が大量に必要ですが，この方法なら大量の補充液の準備も簡便であり大量に濾過が行えることから低分子蛋白や中分子量毒素の効率的な除去が可能です．これらは水道水を透析施設内で加工し透析液および置換液として使用する方法であり，日本透析医学会の透析液水質基準を満たした施設であれば実施可能です．

　　HF と同様に HDF も置換液を入れる場所によって前希釈法と後希釈法の 2 つに大別されます．それぞれの利点と欠点については前記 C.（P27）をご参照ください．

　　それでは，実際の HDF での回路図を見てみます．本書では前希釈オンライン HDF の回路で解説します．

28

CHAPTER 4　透析のモード

　HDF の回路は HD＋HF の足し算です．

　❶血液ポンプ，❷透析液ポンプ，❸除水ポンプは HD の回路の構成要素でした．そして❹補液ポンプ，❺濾液ポンプは HF 回路で登場したものでした．

　これらすべてを合わせたのが HDF の回路です．

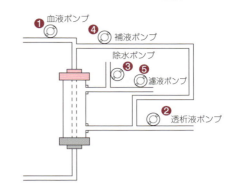

　まず，❶血液ポンプが 200mL／min の速度で回転し血液回路が回っています．ここまでは HD と同じです．

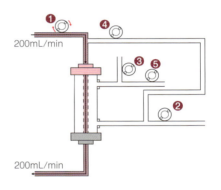

　オンライン HDF では透析液を補充液として濾過に使用するため，補充液分も透析液からもらってこなくてはいけません．したがって，❷透析液ポンプが回転するときは透析液を 600mL／min でコンソールに引き込み，うち 500mL を透析液として，残り 100mL を補充液（置換液）として❹補液ポンプを回転さ

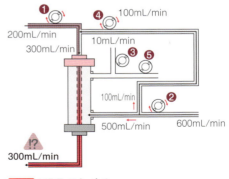

図6　HDF のしくみ

29

〔I　透析処方編〕

せてヘモフィルター流入前の血液に補液します（HFでは補液バッグを使って補充液を血液に注入していましたが，オンラインHDFでは透析液そのものを補充液として注入します）．

　補充液が100mL/minの速度で供給されるため，300mL/minに増えた血液がヘモフィルター内に流入します．でも，このままだとHFのときと同じく，（1分あたり100mLの補充液が足された）300mL/minの血液が患者さんの体内に流れ込むことになりますよね!?　これでは困ります．

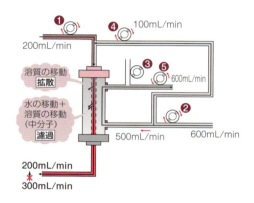

　ですので❺濾液ポンプが回転しますが，入れた分をしっかり引くために透析液分の500mLと補充液分の100mLの計600mL/minのスピードで回転します．すると，患者さんには取り出した量と同じ200mL/minの量の血液が戻っていきます．

　このとき，溶質移動に関しては，ヘモフィルター内の中空糸の周りを透析液が流れるので拡散が起こり小分子量溶質の移動が起こります．また，補充液100mL分の濾過も同時に起こるので大量の水の移動に合わせて中分子や低分子蛋白も除去されるというしくみです．

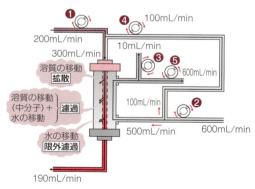

　さらに，HDFでは除水も行うため，❸の除水ポンプが10mL/minの速度で回転し，水分の移動がさらに起こります．この結果，ヘモフィルターを出るときには190mL/minの血液量になって患者さんに返血されていき

図6　HDFのしくみ（つづき）

ます．このようにして，HDとHFの両方の良いところを合わせたハイブリッドの治療がHDFです．溶質の分子量で分けたHDとHF，そしてHDFの溶質除去能のちがいを 図7 に示します．

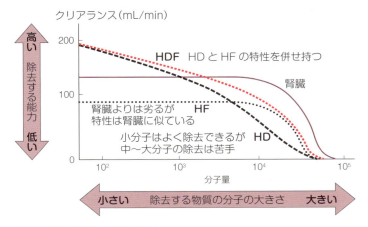

図7 HD・HF・HDFの違い

● 参考文献

1) Yamashita AC, et al. Clinical effect of pre-dilution hemodiafiltration based on the permeation of the hemodiafilter. Contrib Nephrol. 2015; 185: 1-7.

● 私の透析研修①

シャント穿刺

　私が最初に透析を学び始めた病院は福岡県にある麻生飯塚病院腎臓内科で，そこではシャント穿刺は医師が行うことと決まっており，透析開始時間の朝8時半前になると，病棟の指示出しを終えた研修医から部長まで透析センターへの階段をバタバタと駆け上がる姿が日常でした．ずらっと並んだ患者さんを「よーいドン」で数人の医師で次々と刺していくので，当然，いつも同じ患者さんに当たるとは限りません．特に私のような駆け出しの腎臓内科医は，さまざまな患者さんのシャントを穿刺する中で，シャントの太さや走行，血管壁の厚さも患者さんによって大きく

〔I　透析処方編〕

異なることを学ばせてもらいます．もちろん最初は穿刺の技術もゼロに等しく，失敗することもたくさんありました．

　一度失敗したことがある患者さんの中には，「先生は刺すの下手だから，もっとうまい先生に変わってほしい」とハッキリ言われ穿刺を拒否されることもあり，「そりゃそうだよな」と思いつつ先輩に代わってもらおうとしました．しかし，当時部長をされていた武田一人先生は，刺す前から手を変える（穿刺者を変える）ことを私たち医師にも患者さんにも絶対に許しませんでした．患者さんはムッとするし，僕としても内心では「誰か代わってよー」と思いつつ，重い空気の中で緊張しながら再び穿刺……また失敗……（同じような経験のある読者ならわかると思いますが，こういうときは何度やってもうまくいきません）．その場は先輩医師が出てきて刺し直してくれて終わったのですが，情けないやら患者さんには申し訳ないやらで顔向けできず，気まずい雰囲気でした．そして数日後，再びその患者さんの穿刺が回ってきました．
　「うわ，またこの医者か……」と患者さんの顔にはしっかりと書かれていましたし，こちらとしても先日の失敗が頭をよぎり，手が震えそうになるのを気付かれないように，努めて冷静に穿刺すると……．今度は一発で成功しました．

　実は，あの日の失敗の後，その患者さんのカルテや透析記録，シャント手術やカテーテル拡張術のレポートなどを片っ端から読み込み，その患者さんのシャントの走行や太さ・深さ・狭窄を起こしやすい部位，他のドクターが失敗した穿刺場所を予習（復習？）して臨んだのです．私が穿刺を失敗した場所は，見た目は穿刺しやすそうに見えても実は内腔は高度に狭窄していてカテーテル拡張術を何度も行っている場所だったのです．今回はそこを避けたのです．患者さんからは「先生，うまくなったな．今度からはいつも先生が刺してくれよ」と言われた時には，ものすごく嬉しかったのですが，よくよく考えれば当たり前のことをやっただけでした．
　武田部長が患者さんに穿刺者を選ばせなかった理由は，必死になってその患者さんのシャントを予習して穿刺に臨むのが当たり前であるというのが一点．もう一点は，毎回きちんと刺せることでその患者さんとの信頼関係を作るきっかけにもなるということ．これらを私たちに学ばせるためだったのです．

　「結局，お前たち若手は患者に痛い思いをさせながら育ててもらってるんだから，いつもそれを忘れるな」と武田部長に言われた言葉が今でも思い出されます．

CHAPTER 5
QB と QD

● 透析効率とは？

　仮に透析時間を固定した場合，尿毒素をはじめとした溶質の単位時間あたりの除去能は，血液流量（QB），透析液流量（QD），ダイアライザの除去性能（クリアランス）という3つの変数によって規定され，それぞれに条件設定ができます．

　ダイアライザの詳細については次CHAPTERで書いていきますので，本CHAPTERでは透析回路内の液体の流れを示すパラメータであるQBやQDについて見ていきましょう．

血液流量　　Quantity of blood: QB

　血液流量は，日常的臨床では「QB」あるいは「血流」とも呼ばれる値です．バスキュラーアクセス（患者さんのシャントなど）から血液ポンプによってダイアライザに流入する1分間あたりの血液量を意味しています．基本的に透析効率を上げるためには，高いQBを保てばよく，尿素などの小分子尿毒素の除去においては拡散の原理が中心となるため，血流量が大きいほど溶質のクリアランスは上昇します．

　ただし，尿素やクレアチニンといった多くの少分子量尿毒素ではQBに比例してクリアランスも上昇しますが，β_2ミクログロブリンといった分子量が比較的大きな物質のクリアランスはQB 200〜250mL/minまでは緩やかな直線的な増加を示すものの，それ以上はQBを上げてもクリアランスはプラトーに達してしまい単純な比例関係とはなりません．図1．この現象は分子量が大きい尿毒素ほど顕著になり，早い段階でプラトーに達してしまいます．その理由としては，分子量が大きな物質は拡散だけでは充分に除去されないためです．日本における透析液流量（QD）は400〜500mL/minが一般的であり，QB側をいくら上げてもクリアランスは頭打ちになってしまうことがわかっているため，現

[I 透析処方編]

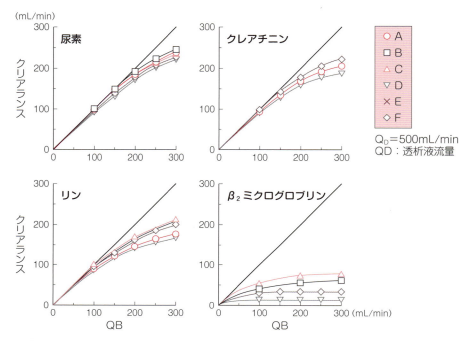

図1 クリアランスに及ぼす血液流量の影響（牛血系評価）
（斉藤 明, 他. 血液浄化の指針: 新しい方向性. 東京: 日本メディカルセンター. 1997; p.103-19 より改変）

在では QB 200〜250mL/min が一般的とされています．

透析液流量　　Quantity of dialysis fluid: QD

　　透析膜を介して血液と接する透析液の流量（QD）も主に拡散で除去される小分子物質のクリアランスに特に影響を与えます．日本では一般的に血液流量（QB）は 200〜250mL/min ですが，仮に QB 200mL/min という血液流量で固定した場合，図2 のように透析液流量と溶質のクリアランスは急峻な立ち上がりを示す直線的比例関係ののち，次第に頭打ちとなり，透析液流量 400mL/min ではほぼすべての溶質のクリアランスがプラトーに達しています．これは分子量が大きい物質ほど，早くプラトーに達する傾向が顕著です．

　　これらの結果を勘案して，わが国の維持透析では，血液流量 200〜

CHAPTER 5　QB と QD

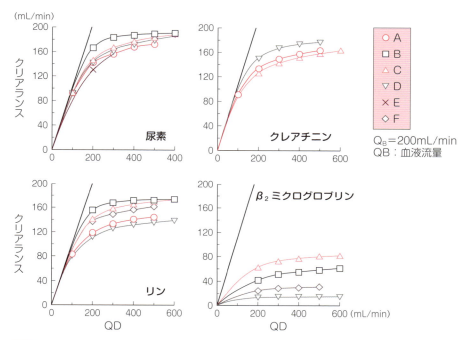

図2　クリアランスに及ぼす透析液流量の影響
（斉藤 明, 他. 血液浄化の指針: 新しい方向性. 東京: 日本メディカルセンター. 1997; p.103-19 より改変）

250mL/min に対して透析液流量 400～500mL/min が標準となっています.

[Memo]
物質の除去効率とは直接関係ありませんが, 透析液の温度も調節可能です. 透析液の温度は, シャントの静脈側から患者さんに返される血液の温度に影響を与えます. 具体的に何℃に設定しなければいけないという決まりはありませんが, あまり高すぎると体熱感や痒みを感じたり, 血管の拡張で血圧が下がる患者さんがいます. 一方, 温度が低すぎると寒気を感じる人もいます. そのため, 透析液の温度は患者さんの体温に近い 35.5℃から 37℃の間で管理し, 血圧や患者さんの自覚症状を見ながらリアルタイムで調節するのが一般的です.

CHAPTER 6
ダイアライザの基礎知識

● ダイアライザとは何か

　本来，腎臓から尿中に排泄されるべき物質で腎不全により体内で高濃度になるため生体に悪影響を及ぼす物質を尿毒素といいます[1]．CHAPTER 2でもお伝えしましたとおり，尿毒素物質は分子量を基に小分子，中分子，蛋白結合尿毒素に大別されます．

　電解質をはじめとした分子量の小さな尿毒素は短期的な生命予後に対して直接影響を与えうるものが多く，一方，β_2ミクログロブリンなどの分子量の大きい尿毒素は，透析アミロイドーシスなどの長期的合併症の素地となり，日常生活を含めたQOLを大きく損なう要因となります．
　前項でも示したとおり，一般的に小分子量物質は拡散によって除去され，分子量の大きな物質は濾過によって除去されます．生体腎ではこれら幅広い尿毒素物質が糸球体で一手に濾過されて尿中に排泄されていますが，血液透析においてこの糸球体の役割を代替するのがダイアライザです．

ダイアライザの基本構造

　ダイアライザは透析膜（膜厚10〜59μm）でできた直径（175〜250μm）の中空糸が約1万本束ねられてハウジングと呼ばれる筒の中に収められています．中空糸膜は，細いストロー状の管の側面にポアと呼ばれる大量の小さな孔（あな）が空いたもので，血液はこの中空糸の内腔を通り，透析液はその外側を通ります ．
　血液透析では透析膜のポアを通して尿毒素の除去を行いますが，何でもかんでも透析液側に通してしまっては体に必要な蛋白や血球成分まで透析液中に捨ててしまうことになります．そこで，すべてのダイアライザに求められる条件として，血液中の血球などの構成成分やアルブミン

CHAPTER 6 ダイアライザの基礎知識

をはじめとした生体に必要な蛋白質を透析液中に流出させないこと，透析液中の細菌や酸素の産生毒素であるエンドトキシンが患者血液中に流入しないこと，これらが達成できるようにポアサイズが調整されています．このポアはちょうどアルブミン（分子量66,000 Da）が抜けないくらいのサイズに作られていて，それよりも分子量が小さい電解質や小分子尿毒素などは自由に膜孔を行き来できる，つまり，拡散や濾過による除去ができるように設計されています 図2．

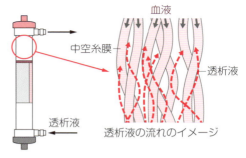

図1 ダイアライザ内の血液と透析液の流れのイメージ

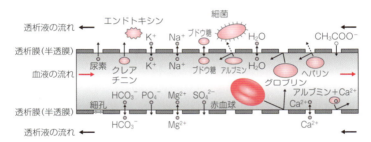

図2 中空系膜を介した物質移動のしくみ
（鈴木正司, 監修. 透析療法マニュアル第7版. 東京: 日本メディカルセンター. 2010より改変）

ダイアライザの選択に必要な知識

　日本における一般的な血液透析は，週3回：1回4時間，血流量は平均200〜250 mL/min で，透析液の組成も多くのメーカーでほぼ共通であり，透析液の流量は500 mL/min であることがほとんどです．これらの条件がほぼ固定されていると仮定した場合，ダイアライザの選択は透析治療の質を左右する大切な要素であると考えられますが，どういう患者さんにはどのダイアライザを使う，といった決まりごとはあり

[I 透析処方編]

ません.ただし,患者さんそれぞれに適切なダイアライザを選択するには,いくつかの知識が必要です.次のA〜Dの点についておさえておきましょう.

A. クリアランスと限外濾過率とは?

透析のメカニズムは「拡散」と「限外濾過」でした.

ダイアライザの性能を表す値に,「物質除去性能(クリアランス mL/min)」「除水能力(限外濾過率 mL/mmHg/Hr)」などがあります.

クリアランスとは,ダイアライザに血液を流したとき,除去物質がゼロになった血液がダイアライザの出口から何 mL でてくるかというイメージです.例えば QB 200mL/min でダイアライザに血液を流した場合の尿素窒素クリアランスが 180 mL/min であったとすると,1 分あたり 180mL の血液を尿素窒素がゼロにできるという意味です.

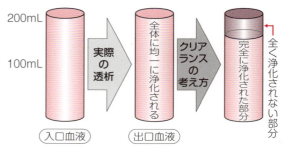

図3 クリアランスの考え方
(旭化成ホームページを基に作成
〈http://www.asahi-kasei.co.jp/medical/dialysis/calculate/cl.html〉)

クリアランスに対し,限外濾過率という指標もあります.限外濾過率とはダイアライザが水分をどれだけ除去できるかの能力を表した値です.例えばあるダイアライザの限界濾過率が 10mL/mmHg/Hr と記してあった場合,このダイアライザに 1mmHg の陰圧を 1 時間かけ続けると 10mL の水が除去できるという意味です.

B. ハイパフォーマンス膜とは?

理想的には,アルブミンを全く通さず,小分子量物質を効率よく除去し,透水性が高く,アルブミンよりも小さな大分子量物質も効率よく除去でき,さらに,透析膜の材質としては血液と接触しても血栓を生じにくく,生体の免疫系にも干渉しないようなダイアライザが最も望ましい

と考えられます．

これを実現したのがハイパフォーマンス膜というもので，現在の血液透析のほとんどがこのハイパフォーマンス膜で行われています．

尿毒素物質の一つであるβ_2ミクログロブリンが十分に除去されないことは透析アミロイドーシスの発症素地となるだけでなく，近

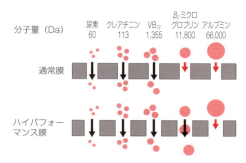

図4 通常膜とハイパフォーマンス膜の違い
（門川俊明．レジデントのための血液透析患者マネジメント第2版．東京：医学書院．2014を参考に作成）

年では透析患者の生命予後に直接関連する因子であると考えられるようになり，透析医学会のガイドラインでも最大透析間隔後の透析前血清β_2ミクログロブリン濃度30mg/L（目標は25mg/L）以下を達成できるような透析条件を設定するように推奨されています．透析膜に開いている孔が大きいほど分子量の大きな尿毒素まで除去できる（＝β_2ミクログロブリンも効率よく除去できる）という観点から，日本透析医学会の血液浄化器（中空糸型）の機能分類2013では透析アミロイドーシスの原因物質であるβ_2ミクログロブリンの除去率（クリアランス）によってI型からV型までのダイアライザの型が設定されています．

II型以上の膜をハイパフォーマンス膜と呼び，2008年の日本透析医学会の統計調査ではIV型が80.3％，V型が11.4％となっており，両者を合わせるとほとんどの患者さんがハイパフォーマンス膜によって透析治療を受けていることがわかります．ただし，β_2ミクログロブリンを十分除去するため膜孔を大きくするということは同時に蛋白質（特にアルブミン）などの比較的分子量が大きな物質もある程度除去されてしまうため，ハイパフォーマンス膜を用いる際は，低栄養状態にあったり，蛋白異化が亢進し

表1 β_2ミクログロブリンクリアランス

I型	10mL/min 未満
II型	10〜30mL/min
III型	30〜50mL/min
IV型	50〜70mL/min
V型	70mL/min 以上

（川西秀樹，他．血液浄化器（中空糸型）の機能分類2013．透析会誌．2013; 46: 501-6 より改変）

〔Ⅰ 透析処方編〕

ている状態にある患者さんではアルブミンの漏出にも気をつけなくてはいけません．

C. ダイアライザに対する生体の反応

ダイアライザは人工的に作り出された化学製品です．つまり，人体にとってみれば異物です．血液透析をはじめとした体外循環では，血液が透析膜や回路素材などの異物と接触し，何らかの生物学的化学反応が起こり，これによって生体にとって望ましくない現象が起こる可能性が常にあります．たとえば，血液の成分が透析膜に吸着されたり，血小板や凝固・線溶系，補体系の活性化などの異物反応が挙げられます．

具体的に起こりうる事象としては以下のようなものがあります．

（1）補体活性化

以前のセルロース系膜では，透析膜表面の OH 基と血液が接触することで補体が活性化され，C3a，C5a の血中濃度を上昇させて不快な症状（アレルギー反応）を惹起することが知られていました．ダイアライザの素材別にこの C3a の変化率を検討した報告があります 図5．

図5 を見ると，各膜素材によって，C3a の上昇率が異なることがわかります．この検討からは後述する PVP が含まれない PEPA 膜（FLX）で C3a の変化率が最も少ないという結果が得られました．

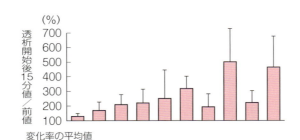

CL-PSE はポリスルホンのビタミン E コーティング，CL-EE は再生セルロース膜のビタミン E コーティングダイアライザ．

図5 ダイアライザの違いによる補体活性化率の比較
（櫻井健治．腎と透析．2004．57 別冊ハイパフォーマンスメンブレン '04: 137-42 より改変）

CHAPTER 6 ダイアライザの基礎知識

（2）血小板活性化

血小板は血管内皮細胞以外の異物と接触した場合は活性化され異物表面に接着・凝集して一次血栓を形成し，血液凝固を促進します．それだけでなく，血小板自身はサイトカインや成長因子を含む顆粒を多く内包しており，血小板の活性化によってプロスタグランジンなどの放出がおこり，透析不均衡症候群などの短期的合併症に関与している可能性が報告されています．

（3）陰性荷電膜

陽性荷電膜は前出の血小板活性化を促進すると言われています．しかし一方で，陰性荷電をもつ透析膜は血液中の第XII因子を強く活性化し陽性荷電とは別のメカニズムで凝固系を活性化させます．さらに，キニン・カリクレイン系を同時に活性化し，この系の活性化によってブラジキニンが産生されます．通常であればブラジキニンはキニネースという酵素で分解されますが，アンジオテンシン変換酵素（ACE）阻害薬を内服している患者さんではキニネースによる分解が競合阻害され，ブラジキニンが過剰に産生され，その作用である血管透過性亢進，腸管・気管支の平滑筋収縮などが惹起され，血圧低下やショックなどの症状を起こします．この現象は陰性荷電が強いポリアクリロニトリル（PAN）膜で顕著であり，ACE阻害薬内服患者ではPAN膜は使用できません．

（4）サイトカイン・補体系の活性化

透析膜と血液の接触が刺激となり，血中の補体系が活性化され，活性化補体は血中の単核球にサイトカイン産生を誘導させます．各種サイトカインは透析患者における慢性炎症反応や酸化ストレス亢進などを介して透析患者の短期的あるいは長期の慢性合併症へ関与する可能性が報告されています[2,3]．

（5）顆粒球の活性化

透析膜と血液の接触により，血中の好中球などの顆粒球が活性化され，活性酸素や強い組織障害作用をもつエラスターゼなどの酵素産生が促進されると考えられています．

（6）溶出物質

現在，大多数の患者さんで使用されているポリスルホン系のダイアライザでは高い溶質除去性能とコストパフォーマンスの両立の面から，わが国の透析において最も高い使用率を示しております．しかしその一方

〔I　透析処方編〕

で，疎水性の合成高分子膜に親水性をもたせるために添加されるポリビニルピロリドン（PVP）の溶出によって，補体を活性化して血中 C3a を上昇させ，アレルギー反応（ポリスルホン膜不耐症）といった悪影響を及ぼすなどの問題も出てきています[4,5].

　こうした体外循環に伴った生体異物反応を防ぐため，素材の安全性を規定する概念として，生体適合性という言葉が使われるようになりました.

D.　生体適合性の良い透析膜とは？

　「生体適合性が良い透析膜」とは"血液が透析膜といった異物に接触した際に生じる異物反応が少ない透析膜"と定義されます.血小板や凝固線溶系，補体やカリクレイン・キニン系，顆粒球などさまざまな生体システムに対する活性化能が最も少なく，さらに膜素材から生体に悪影響を与える物質の溶出が少ないものという条件が求められます.こうした背景からさまざまな合成高分子膜などの透析膜が開発され，特にハイパフォーマンス膜によるダイアライザの登場によって，補体活性化やキニンカリクレイン系の活性化に関する問題はほぼなくなり生体適合性も向上してきました.さらに，わが国ではビタミンEコーティングポリスルホン膜が開発され，透析患者における酸化ストレスの軽減作用などが報告されています[6].このダイアライザでは抗酸化作用による ESA 抵抗性の改善や，炎症マーカーや LDL の低下など，従来のダイアライザの欠点を補うだけでなくプラスアルファの効果についての報告もされるようになりました[7-10].

CHAPTER 6　ダイアライザの基礎知識

ダイアライザの選択

はじめに

　ここまではダイアライザ一般に関する注意点などを見てきましたが，続いて実際にダイアライザをどのように選択し，どのように使い分ければよいのかを見ていきます．生体適合性やダイアライザの基本性能についての背景を踏まえつつ，考慮すべきポイントは 2 つです．

　①　どの材質の膜を選ぶか？
　②　膜面積をいくつにするか？　の 2 点です．

❶ 膜の材質について

　膜素材としては，セルロース系と合成高分子系の 2 種があります．
　○ セルロース系
　　再生セルロース（RC），表面改質セルロース（MRC），セルロースアセテート（CTA）
　○ 合成高分子系
　　ポリアクリロニトリル（PAN），ポリメチルメタクリレート（PMMA），ポリスルホン（PS），ポリエーテルスルホン（PES），エチレンビニルアルコール共重合体（EVAL），ポリエステル系ポリマーアロイ（PEPA）など

　ダイアライザは中空糸を構成する材質の違いから，天然高分子のセルロース系膜と，合成高分子系膜に分けられます．膜の性能として，理想的には小分子量の尿毒素から分子量の大きな尿毒素まで幅広く除去が可能で，かつアルブミンの漏出が少なく生体適合性にも優れたものが望まれます．現在使用可能な材質の中でも，セルロース系ではトリアセテート（CTA）膜，合成高分子系ではポリスルホン（PS）膜が中心になっています．他の材質のダイアライザ含め，材質と化学的特徴で分けた場合，ダイアライザは以下の表のように分類されます．

JCOPY　498-22450

43

〔I 透析処方編〕

表2 ダイアライザの分類

材質（略称）		特徴	代表的なダイアライザ
セルロース系膜	再生セルロース（RC）	小分子量物質の除去は優れるが，低分子量蛋白の除去に劣る．**生体適合性に劣る**	—
	表面改質セルロース（MRC）	再生セルロース膜の生体適合性を改善するために膜表面の改質が施されている	AM-BC-F・P, AM-PC
	セルロースアセテート（CA, CDA, CTA）	再生セルロース膜の生体適合性を改善するために**水酸基をアセチル基に置換**．CTAでは低分子量蛋白の除去能も良好	CA; FB-A・M CTA; FB-FH・Uβ・UH・F・U・P・E・G・EG
合成高分子系膜	ポリアクリロニトリル（PAN）	生体適合性に優れる．**ACE阻害薬内服患者には禁忌**	PAN-SF・DX H12
	ポリメチルメタクリレート（PMMA）	生体適合性，β_2ミクログロブリン除去能に優れる．**サイトカイン吸着特性がある**	B1-H, B3, BK-U・P・F, BG-U・PQ
	エチレンビニルアルコール共重合体（EVAL）	**抗血栓性**，生体適合性，広範囲の物質除去能に優れる	kf-m, KF-C, EV-CH, KF
	ポリスルホン（PS）	**最も多用されている**．広範囲の物質除去，生体適合性に優れる．**エンドトキシンカットフィルタとしても用**いられている	APS-E・EX・SA・S・MD・UA, VPS-HA PS-UW・H・N・MW F-S, F-HPS, FPX CS-S・U, TS-S・SL・U・UL・P・PL
	ポリエーテルスルホン（PES）	広範囲の物質除去，生体適合性に優れる	BP＝H, BP-M PES-Sα・Sβ・Eα・Eβ・Gβ・D・DS
	ポリエステル系ポリマーアロイ（PEPA）	広範囲の物質除去，生体適合性に優れる．エンドトキシン阻止能も高い	FDW-GW, FDX-GW, FLX-GW
	ポリアリルエーテルスルホン（PAES）	広範囲の物質除去，生体適合性に優れる	Polyflus-S／MM

（篠田俊雄，他．編．基礎からわかる透析療法パーフェクトガイド．東京：学研メディカル秀潤社：2011より改変）

　　2008年時点での日本における血液透析患者のダイアライザ膜材質についての統計調査では，ポリスルホン膜が最多の50.7%，次いでセルロースアセテート膜が20.1%，PES膜が11.1%，PEPA膜が7.8%，PMMA膜が5.4%と報告されており，ポリスルホン膜とセルロースアセテート膜の2つを合わせたもので7割強になります **図6** ．また，HDF

CHAPTER 6 ダイアライザの基礎知識

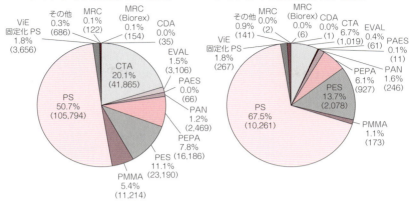

図6 日本におけるダイアライザ使用の実態
(中井 滋,他. わが国の慢性透析療法の現況 2008 年末. 透析会誌. 2010; 43: 1-35. より改変)

患者さんではポリスルホン膜が67.5%と,ポリエーテルスルホン(PES)膜が13.7%と,合成高分子膜の使用率がHDと比較しさらに高いことも報告されています.これは,HDF患者において,合成高分子膜のほうが低分子蛋白除去能に優れるためと考えられます.

本CHAPTERでは多くの施設で最も多用されているポリスルホン膜とセルロースアセテート膜の2つについて解説します(前記の2つ以外にも,材質の違いによって多くの種類のダイアライザが存在しています.その他の素材のダイアライザについてはⅡ至適透析編で解説します).

ポリスルホン(PS)膜

ポリスルホン膜は日本で最も多く使用されている透析膜で,製造工程においてこのポアサイズの調節を行いやすく,これによって除去できる物質分画の幅広さを実現し,小分子物質から蛋白結合型尿毒素まで幅広い除去性能を有します.さらに,構造上,薄い抵抗層しか存在しないことにより,高い透水性も同時に発揮していることも特徴です.とはいっても,ポリスルホン自体はもともと疎水性の物質であり,透析に用いる場合は親水性処理や生体適合性調節が必要になるため,ポリビニルピロリドン(PVP)が配合されています.PVPはアレルギー反応の一種と

〔Ⅰ　透析処方編〕

して透析中血圧低下[11]や血小板減少[12]をひきおこすことが報告されてきました．しかし現在では，この生体不適合性を補完すべくビタミンEコーティング[13]や新規の親水化ポリマーコーティング[14]など製造過程でかなりの改良がなされPVPが原因と考えられる生体反応を軽減させ生体適合性を向上させたポリスルホン膜も開発されています．それだけではなく，ビタミンEコーティング膜の使用による貧血改善などの副次的効果等も報告されるようになりました[15]．

　ポリスルホン膜の進化版としてポリエーテルスルホン（PES）膜があり，広範囲の物質除去性能は担保しつつさらに生体適合性をより高めたものとなっています．

セルロース系膜

　セルロース系膜は水分を含むと膨張し物理的な強度を増す性質があり，製造段階での菲薄化が技術的に可能で，ポアサイズや除水性能が調節しやすいこと（前述のⅠ-Ⅳ型膜まで幅広く作成可能）なども特徴です．薄い膜厚は尿素窒素やクレアチニンなどの小分子物質の除去に優れます．開発当初は補体活性化作用による生体適合性の問題がありましたが，現在では再生セルロース膜やセルローストリアセテート（CTA）膜の開発によって生体適合性はかなり改善され，low-flux膜，high-flux膜の透析膜や，ヘモダイアフィルタとして広く使用されています．中でも頻用されるセルローストリアセテート膜は化学構造のベンゼン環上に存在する水酸基が補体を活性化する可能性があるため，これをアセチル基に置換して生体適合性を向上させたものです．セルローストリアセテート膜はもともと素材自体が高い親水性を有するため，ポリビニルピロリドン（PVP）やビスフェノールAなど親水化用の添加剤を必要としないことも生体適合性の高さの一因となっています．

　また，近年の研究から血小板や血小板表面に存在するグリコプロテインⅡb/Ⅲa受容体活性に与える影響が他の高分子化合物膜と比較して軽微であることが明らかになり，この点においてはポリスルホンなどの高分子化合物よりも生体適合性は高いといえます[16, 17]．

小括

　日本において透析導入期の患者さんは，ポリスルホンもしくはセル

CHAPTER 6　ダイアライザの基礎知識

ローストリアセテートの 2 つの膜素材のうちのどちらかでスタートすることが大多数であると考えられます．生体適合性という意味で両者は（主観ですが）ほぼ同じくらい優れていると思いますが，セルロース膜の中でも脱酢酸セルロースや再生セルロース膜では血中の β D グルカンが偽高値となる可能性が指摘されており[18, 19]，再生セルロース膜を使用している患者さんの真菌感染症の診断の際には注意が必要です．ただ，同じセルロース膜でも，頻用されているセルローストリアセート膜では β D グルカンの上昇は確認されておらず[20]，基本的にはポリスルホンかセルローストリアセテートのどちらを用いても大きな問題にはならないことがほとんどです．

❷ 膜面積

　ただし，ダイアライザの膜素材を選択したら，次は膜面積です．膜面積は透析効率に直接関係しているため，膜面積の増大に伴って拡散・濾過それぞれが起こる面積が増えることで透析効率がアップします（逆に，過透析になっているケースではサイズダウンで透析量を減量できます）．以下の式でおおよその膜面積が設定できます．

> ダイアライザの膜面積（m^2）＝DW（kg）×0.025（m^2/kg）

　ただし，せっかく膜面積を設定してもそれに接触する血液流量が少なくては透析効率アップも望めませんので，膜面積を変更したときは血流量も見直します．

1 回 4 時間の治療で Kt/V＝1.4 を達成するためには，

血液流量（QB）＝4〜5mL/kg（DW）を目安にします．

　たとえば，DW（ドライウェイト）65kg の患者さんでは

膜面積＝65kg×0.025m^2/kg＝1.5m^2

QB　＝4〜5mL×60kg＝240〜300mL/min となります．

あくまで目安ですが，ドライウェイトと膜面積と血液流量の適切な割合を表にしてみると，表3 のようになります．あとは体格や残腎機能，尿素除去率や Kt/V などの指標を参考にしながら微調整します．

〔I　透析処方編〕

表3 ドライウェイトと膜面積・血液流量の目安

ドライウェイト (DW)	膜面積 (m^2)	血液流量 (QB) (mL/min)
70kg 以上	2.1 以上	300
60〜70kg	1.8〜2.1	250
55〜60kg	1.5〜1.8	250
50〜55kg	1.2〜1.5	200
40〜50kg	1.0〜1.2	200
40kg 未満	0.8〜1.0	150

● 参考文献

1) Vanholder R, et al. Review on uremic toxins: classification, con-centration, and interindividual variability. Kidney Int. 2003; 63: 1934-43.

2) Cheung AK, et al. Effects of complement activation by hemodialysis membranes. Am J Nephrol. 1986; 6: 81-91.

3) Henderson LW, et al. Preliminary report on complement activating potential of polycarbonate membrane. Blood Purif. 1986; 4: 74-81.

4) Bacelar Marques ID, et al. Anaphylactic reaction induced by a polysulfone/polyvinylpyrrolidone membrane in the 10th session of hemodialysis with the same dialyzer. Hemodial Int. 2011; 15: 399-403.

5) Huang WH, et al. Delayed near-fatal anaphylactic reaction indu-ced by the F10-HPS polysulphone haemodialyser. Nephrol Dial Transplant. 2008; 23: 423-4.

6) Morimoto H, et al. Long-term use of vitamin E-coated polysulfone membrane reduces oxidative stress markers in haemodialysis patients. Nephrol Dial Transplant. 2005; 20: 2775-82.

7) Andrulli S, et al. Effect of synthetic vitamin E-bonded membrane on responsiveness to erythropoiesis-stimulating agents in hemo-dialysis patients: a pilot study. Nephron Clin Pract. 2010; 115: c82-9.

8) Sanaka T, et al. Randomized controlled open-label trial of vitamin E-bonded polysulfone dialyzer and erythropoiesis-stimulating agent response. Clin J Am Soc Nephrol. 2013; 8: 969-78.

9) Panichi V, et al. A vitamin E-coated polysulfone membrane reduces serum levels of inflammatory markers and resistance to erythro-poietin-stimulating agents in hemodialysis patients: results of a randomized cross-over multicenter trial. Blood Purif. 2011; 32: 7-14.

10) Kirmizis D, et al. The effects of vitamin E-coated membrane dialyzer compared to simvastatin in patients on chronic hemodialysis. Ren

CHAPTER 6　ダイアライザの基礎知識

Fail. 2012; 34: 1135-9.

11) Huang WH, et al. Delayed near-fatal anaphylactic reaction induced by the F10-HPS polysulphone haemodialyser. Nephrol Dial Transplant. 2008; 23: 423-4.

12) Post JB. Thrombocytopenia associated with use of a biocompatible hemodialysis membrane: a case report. Am J Kidney Dis. 2010; 55: e25-8.

13) Piroddi M, et al. Vitamin E as a functional and biocompatibility modifier of synthetic hemodialyzer membranes: an overview of the literature on vitamin E-modified hemodialyzer membranes. Am J Nephrol. 2012; 35: 559-72.

14) Tagaya M, et al. Hemodialysis membrane coated with a polymer having a hydrophilic blood-contacting layer can enhance diffusional performance. Int J Artif Organs. 2017; 40: 665-9.

15) 望月隆弘, 他. ビタミン E 固定化ダイアライザによる ESA 投与量に関する多施設前向き研究. 透析会誌. 2012; 45: 853-62.

16) Kuragano T, et al. Comparison of the effects of cellulose triacetate and polysulfone membrane on GPIIb/IIIa and platelet activation. Blood Purif. 2003; 21: 176-82.

17) Olafiranye F, et al. Resolution of dialyzer membrane-associated thrombocytopenia with use of cellulose triacetate membrane: a case report. Case Rep Med. 2011; 134295.

18) Obayashi T, et al. Determination of plasma (1-->3)-beta-D-glucan: a new diagnostic aid to deep mycosis. J Med Vet Mycol. 1992; 30: 275-80.

19) 吉田耕一郎, 他. 各種透析膜及び透析関連因子が血清 (1 → 3)-β-D-グルカン値に及ぼす影響についての検討. 感染症学雑誌. 1998; 72: 245-8.

20) 藤方史朗, 他. 血液透析患者の透析膜が血清 1-3-β-D glucan 値に及ぼす影響について. 透析会誌. 2006; 39: 269-73.

CHAPTER 7
透析時間・透析回数

● 週3回・4時間/回以上が推奨される根拠

　血液透析導入期は不均衡症候群の予防のため，短時間かつ頻回の透析を行います．これは残腎機能を活かしつつ，より生理的な腎機能の状態を維持しながら，徐々に血液透析にシフトしていくためのステップです．その後の維持透析期では残腎機能にもよりますが，週3回：1回4～5時間の血液透析に移行していくことがほとんどです．腎臓は24時間365日絶え間なく血液を浄化しており，1週間の仕事でいうと24時間×7日＝168時間分の作業です．それを週3回×4～5時間/回＝12～15時間でまかなうわけですから，腎臓の168時間分を代替するという点を考えれば透析時間がより長い方がよいと考えられるのは自然なことです．日本透析医学会統計調査委員会の報告のグラフ 図1 からもわかるように透析時間は独立した予後規定因子であり，透析時間は4時間

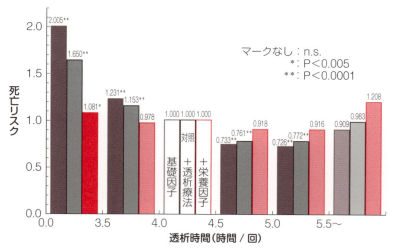

図1 透析時間と生命予後①
〔日本透析医学会．わが国の慢性透析療法の現況（2009年12/31現在）．2010.〕

以上行うことで死亡リスクが低くなる傾向にあります．

ただし，この検討の中で，透析時間以外の透析療法因子および栄養因子によって補正した場合はたとえ 4.5 時間以上であっても生命予後に対する有意差がなくなってくるので，逆にこれらの因子が生命予後に与える影響がいかに大きいかもわかります．少なくとも，3.5 時間以下の短時間透析では生命予後は明らかに悪いということだけは明らかになりました．

また，Suzuki らは同じ 1 回透析量（Kt/V），同じ血流量（QB），であっても，透析時間が長い方が生命予後が良好であることを報告しています[1] 図2．

これらの報告の結果を踏まえ，医学的視点から見れば透析時間は少しでも長いほうが良いと考えられます．しかし，仮に 1 回の透析時間を 6 時間にするとした場合，透析と日常生活の両立が難しくなる患者さんがほとんどです．実際に透析を受けるのは患者さん自身であり，体外循環の間の身体的自由の制限や，透析のために費やす生活時間の損失といった観点からもすり合わせて考える必要があります．生命予後を悪化させないために必要十分な透析量を確保し，かつ，QOL も勘案して導き出されたのが週 3 回：1 回 4～5 時間という時間です．

残腎機能が比較的保たれている患者さんの場合，透析導入当初は 3 時間透析などでもデータ的には問題なく透析ができることもあり，透析

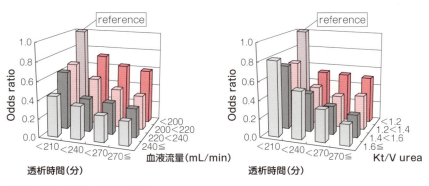

図2 透析時間と生命予後②
（鈴木一之, 他. 透析会誌. 2010; 43: 551-9）[1]

〔I 透析処方編〕

時間を短くしたり回数を減らしたいという患者さん側の希望もよく聞かれますが，いずれ腎機能がさらに低下したとき，週2回や3時間透析ではほぼ確実に透析量不足になってきます．その時になって，いざ透析時間や透析回数を増やそうとしても，抵抗感を示す患者さんがほとんどであり，なかなか延長することができません．そのためにも，透析導入期に充分な説明と理解の上で，維持期に入ったら4時間以上の透析を行うことを最初にきちんと方向づけしておくことが大切です．

● 参考文献

1) 鈴木一之，他．血液透析条件・透析量と生命予後 ―日本透析医学会の統計調査結果から．透析時血液量が心拍出量に及ぼす影響．透析会誌．2010; 43: 551-9.

◉ 私の透析研修②

透析導入期間近の保存期外来

保存期腎不全の患者さんで，自ら進んで透析に入りたいという患者さんはほぼ皆無だと思います．私が透析研修をした虎の門病院でも麻生飯塚病院でも，そうした患者さんの気持ちに応えるべく待てる限りギリギリまで外来で経過を診ていました．もちろん，高カリウム血症や溢水といった命に関わるような状態は透析導入に論を待ちませんが，そうした状態ではない患者さんでも，尿毒症症状が出そうな導入間近の時期は頻回に外来に来てもらう必要があります．

虎の門病院の乳原善文部長は一日に100人近くの（！）外来患者さんがいても，導入間近の患者さんはかなりの頻度で外来ケアをされていました．ほんの短い時間でもいいから実際に患者さんの顔を見て導入のタイミングを見逃さないようにしている姿勢に衝撃を受けました．

もちろん尿毒症の症状が出るということは，前述の溢水による心不全や高カリウム血症による不整脈，高尿素窒素血症による心外膜炎など，命に関わるリスクもあります．こんなリスクを患者さんも医療者も双方ともに背負わずに，何もないうちから早期に導入すればよいのではないか，という疑問を指導医にしたことがあります．その返答は今でも覚えています．

「誰だって透析はしたくないんだから，その気持ちにこっち（医療サイド）もできるだけ沿って根気強く外来で診てあげること．そして，いざ透析になったら血液

CHAPTER 7 透析時間・透析回数

浄化によってどれほど体調が良くなるのか，透析によって命がつなぎとめられているということを患者さん自身に実感してもらって今よりもっと日頃の自己管理を大切にしてもらうためだよ．尿毒症が心配なんだったら，お前が外来じゃない日でも毎日でも来てもらって自分で診ろ」．と言われ，浅はかな質問をしてしまったことを恥ずかしく思いました．

そうやって綿密に外来ケアをしていると，「絶対に透析なんかするもんか！」と言っていた患者さんやその家族も，腎臓が本当に末期状態にあることを受容できるようになるケースもあります．そして，ついに透析導入となったときは（最初は不均衡症候群に苦しみつつも）数回透析をするうちにみるみる体調が良くなり食欲も出てきて透析の効果を実感され，食事管理や体重管理をそれまで以上に一生懸命に取り組まれている姿を多く見てきました．

もちろん透析導入患者さん全員にそうすべきだ，という意味では決してありません．ただ，患者さんによっては症状が出ないうちから早々と透析導入になり，「透析をしなければいけないのは頭ではわかっていても，もともと大して症状もなかったし，透析の効果が実感できない．正直に言うと，拘束されている時間が増えただけに感じます」とおっしゃる患者さんも実際にいて，「それは透析をしているから，今も症状が出ないのですよ」と説明してもピンとこない表情をされることが時々あります．透析導入期に（いや，そのもっと前の保存期から）どれだけ十分な説明とケアができるか，しっかり理解が得られた状態で透析導入できるかどうかは，患者さんにとっても私たちにとってもその後の管理に大きく影響する問題です．

CHAPTER 8
ドライウェイトの考え方

● はじめに

　透析治療はカリウムや尿素といった尿毒素を呼ばれる体内に不要な（有害な）物質を「除去」するだけでなく，体内に貯留した不要な水分を除く「除水」という重要な役割があります．物質除去の場合，どの患者さんでも共通して「血中濃度○○ mg/dL 以下になるようコントロールする」といった明確な目標値が設定しやすいのに対し，除水の場合は「○○時間かけて△△ kg まで除水すべき」，といった具体的な目標値は患者さん個々で異なり，その目標値が「ドライウェイト（Dry weight: DW）」ということになります．本 CHAPTER では，まず除水に伴って体内で起こる体液バランスおよび血圧調節のメカニズムをおさらいし，続いてドライウェイトの概念，そして患者さん個々に適したドライウェイト設定の実践へと進めていきます．

透析による除水と血圧
──プラズマリフィリングの観点から──

　まず，透析中に起こる除水というメカニズムで体内の水分の分布にどのような変化が起こるのかをおさらいします．

　人体の体重の約60％が水分で構成されています．60％の内訳として，40％が細胞内液，20％が細胞外液として存在しています．さらに，細胞外液20％のうち15％が間質液として存在し，残りの5％が血液（血漿）として血管内に存在しています．細胞内液と間質液は細胞膜で仕切られ，間質と血管内は毛細血管壁によって仕切られています ．

　間質と血管内は毛細血管を通して比較的自由に水の出入りがあります．
　食事をして腸管から塩分・水分が吸収されると，それらはまず血管内に取り込まれ，続いて毛細血管壁を通って間質に分布し，さらに水分は

CHAPTER 8　ドライウェイトの考え方

間質→細胞内へと必要な分だけ移動して平衡状態で分布します．血管内に残った余剰な水分は腎臓から尿として排泄されます．この過剰な水分を尿にして排出する蛇口ともいうべき腎臓は，この血管内の部分と直接つながっています．腎臓が蛇口を大きくしたり小さ

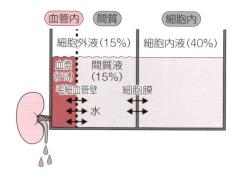

図1 正常時の体内水分量の動き

くしたりして尿としての水分の排泄量をコントロールしてくれているため，体内の水分は過剰にも過少にもならないよううまく調節されています．

ところが，末期腎不全状態になると，この蛇口がほぼ閉塞し，血管内の水分を十分に捨てることができません．そうなると，水分・塩分を摂取すればするほど血漿成分の絶対量は増加し，血管内圧（血圧）が上昇します（図2 ❶）．

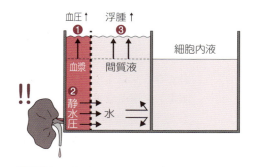

図2 腎不全時の体内水分量の動き

　すると，毛細血管内の静水圧が高まり，毛細血管から間質に向けて水分が押し出されます（図2 ❷）．細胞内の水分状態は生体の活動に非常に重要であるため，細胞膜を介して厳密にコントロールされています．したがって，間質に押し出された水は行き場がなく間質に貯留し続けます（図2 ❸）．これが浮腫となって出現します．

　そこに，機能が廃絶してしまった腎臓の代わりに，新たに透析という蛇口を血管内に取り付けてやると，限外濾過によって余剰な水分を排泄できるようになります（図3 ❶）．透析によって除水が起こるコンパートメントは血管内の部分ですので，つまり血管内の絶対的なボリューム

55

が減ります（図3 ❷）．
その結果，血管内圧も下
がり血圧も低下します．
ただ，このままだと除水
すればするほど血管内は
脱水になってしまいま
す．ここで，血液と間質
の膠質浸透圧の圧較差に
従って，プラズマリフィ
リングという現象で間質

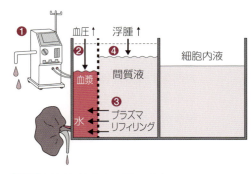

図3 透析と体内水分量の動き

から血管内に水が移動してきます（図3 ❸）．これによって血管内のボ
リュームは保たれ（血圧は維持され），間質に貯留していた水分（浮腫）
も徐々に減少してくるのです（図3 ❹）．

コンパートメントモデルで考えた場合，透析ではその人の体重の5％
にしか満たない血管内から除水を行います．例えば体重60kgの人であ
れば，理論的には血漿量は3L（5％）前後であり，一回の透析で1〜
2kgならまだしも，3kgも4kgも血管内から除水することはその人の
本来の循環血液量以上の容積の除水を行っていることになります．これ
をたった4時間前後の透析で行うことが，体にとっていかに非生理的
であるのかというのがわかります．

プラズマリフィリングとは

単純に考えると，透析で除水をすればするほど循環血漿量はどんどん
減り，血圧もどんどん下がってしまうように思いますが，実際には除水
をおこなっても大抵の場合，血圧は維持されます．そのメカニズムのひ
とつとしてプラズマリフィリングによる循環血漿量の調節機構がありま
す[1]．

プラズマリフィリングとは，循環血漿量が減少した場合に，血管内の
膠質浸透圧によって間質液（体重の15％）から血管内へ水分が移動し
てくることを指します．体内の末梢循環系では毛細血管から静水圧に
よって血管内から間質へ水を押し出す力と，膠質浸透圧によって間質か
ら血管内へ水を引き込む力のバランスによって水分の出し入れが常に行

われています．膠質浸透圧に大きく影響を与えるのが血清アルブミンです．低アルブミン血症では膠質浸透圧が低下し，プラズマリフィリングが低下します．プラズマリフィリングを低下させるその他の要因として，心血管系の代償機能を低下させる病態（大動脈弁狭窄・閉鎖不全，心収縮力低下など），高齢者，糖尿病，動脈硬化などが挙げられます[2]．

このプラズマリフィリングは透析の開始直後が最も高く，時間とともに低下していくことが知られています 図4 ．

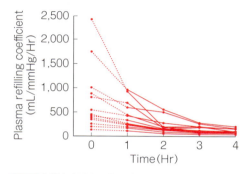

図4 透析時間とプラズマリフィリングの変化
(Tabei K, et al. An index of plasma refilling in hemodialysis patients. Nephron. 1996; 74: 266-74 より改変)

図4 からは，透析開始から2時間後にはほとんどの患者さんでプラズマリフィリングは開始時の半分以下になっていることがわかります．つまり，透析の前半は除水をしても血圧（循環血液量）は維持され血圧も安定しやすく，後半はプラズマリフィリングの低下から血圧が下がりやすくなると考えられます．また，プラズマリフィリングは，血清アルブミン値などの影響や，間質液側の膠質浸透圧，透析液のナトリウム濃度など様々な影響を受けるため，個人差があります[3-5]．

多様な血圧維持システム

プラズマリフィリングよる循環血漿量の調節以外にも，血圧を維持する代償機構は存在します．除水によって循環血漿量が減少した場合，まず末梢の細静脈系が収縮します．これによって心臓の前負荷を増加させ，心室内充満率をアップさせます（De Jager-Krogh 現象と呼ばれています）[6]．さらに除水が進み心室の充満率も減少すると，心臓は一回収縮

[I 透析処方編]

力と心拍数を上げ単位時間あたりの心拍出量を増加させることで血圧を維持しようとします．さらに除水が進み循環血漿量が減少すると，今度は末梢の動脈系が収縮し，末梢血管抵抗を増加させて後負荷をアップし，血圧を維持しようとします．しかし，ここから先の代償機構は存在せず，この代償範囲を超えた除水を行うと，透析中に血圧が急に低下するようなケースがでてくるのです 図5．

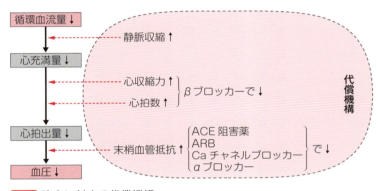

図5 除水に対する代償機構

　これらの代償機構に影響を与える要素として，降圧薬の内服があります．βブロッカーは一回拍出量や心拍数に影響を与え，Caチャネルブロッカーや ACE 阻害薬・ARB，交感神経抑制薬（αブロッカーなど）は末梢血管抵抗を低下させます．透析中に血圧が低下してしまう患者さんがいた場合，ドライウェイトが適正かどうかを評価するだけでなく，とくに降圧薬内服の有無もチェックすることが大切です．

　透析中に急激に血圧が 30mmHg 以上低下することを透析関連低血圧といいますが，この現象は生命予後不良と相関すると報告されており[7,8]，また，透析関連低血圧は前頭葉の萎縮やラクナ梗塞の増加とも有意な相関があると報告されており[9]，いずれにしても避けたい病態です．

ドライウェイトの定義

　そもそも，「ドライウェイト」とはどういうものなのでしょうか．この用語自体，透析をしている患者さんにしか使わない言葉で，日々の透

CHAPTER 8　ドライウェイトの考え方

析の目標体重として位置づけがされていますが，筆者も腎臓内科に入局する前は「最も心臓に負担がかかっていない体重」とか「それ以上除水すると血圧含めた循環系が破綻する体重」とか，さまざまなイメージをもっていました．

　日本透析医学会の透析患者における心血管合併症の評価と治療に関するガイドラインでは，

> ドライウェイトとは「体液量が適正であり，透析中に過度の血圧低下を生ずることなく，かつ長期的にも心血管系への負担が少ない体重」

と定義されています．この文言をいくつかのキーワードで分けて考えてみたいと思います．

　まず「体液量が適正である」ということと，「透析中の過度の血圧低下がない」ということは，すなわちドライウェイトや透析間の体重増加量，栄養状態などが継続して適正な範囲に管理していることや，降圧薬を含めた薬剤調節が適正であるということを意味しています．

　「心血管系への負担の少ない」というのもやはり透析中の血圧の急激な変化，あるいは透析中常に血圧が高いなどといったドライウェイトや薬剤の調節がきちんと行えていることを目指すことが大切であり，結果として慢性的な心血管系への負担の軽減につながると考えられます．

　より具体的な数値も含めて，日本透析医学会の維持透析ガイドライン：血液透析処方 2013 のドライウェイト管理ステートメントでは 表1 のような項目を設定の目安としています．

表1 ドライウェイト設定目標

① 透析患者の体液管理は重要で，最大透析間隔日の体重増加を 6％未満にすることが望ましい．
② 体重増加の管理には，適正な塩分制限と水制限を指導することを推奨する．
③ ドライウェイトの適正な設定は，透析患者の QOL と予後を左右する．
④ 平均除水速度は，15mL/kg/時以下を目指すことが望ましい．

（日本透析医学会．維持血液透析ガイドライン：血液透析処方．透析会誌．2013; 46: 587-632）

〔I 透析処方編〕

除水速度

前記 表1 設定目標の中の重要なキーワードとして「除水速度」と「透析間体重増加」について少し詳しく考えてみます.

表1 に示した維持血液透析ガイドラインの①と④は本質的には同じ内容のことを言っていて，ドライウェイトが60kgの患者さんでは，透析間体重増加の許容量（ドライウェイトの6%）は3.6kgということになります. これを単位時間あたりの除水許容量（15mL/kg/Hr）に当てはめると，15mL/Hr×60kg×4時間＝3,600mL となり，実際にはプライミングの回路分（約200mL）や回収分などが追加されますが，ほぼ除水量と一致します. 3.6kgという数字は理論上，ドライウェイト60kgの患者さんの体重の5%に相当する血液量と同じ量を4時間という短時間で除水することと同意義で，透析療法以外ではありえない体液量の変化です. また，平均除水速度は15mL/kg/Hr「以下」という言葉からも15mL×kg/Hrをできるだけ下回るように努めなくてはいけないという意味であり，除水許容量ではありません. つまり，先ほどのドライウェイト60kgの患者さんであれば15mL×60kg＝900mL/Hr以上のペースでの除水は避けなくてはいけません.

これら数値の根拠となったものは日本透析医学会のデータでも透析間体重増加量が6%を超えると生命予後が不良であることと，透析時間が4時間以下の場合では予後が不良であったことや，除水速度が10mL/kg/Hr以上では死亡率が上昇するとしたDOPPSの報告[10]，12mL/kg/Hr以上の除水速度で死亡率が上昇するとする報告[11]などをを勘案して15mL/kg/Hrという数値が設定されています.

透析間の体重増加

透析間体重増加は，表1 のガイドラインの②適正な塩分制限と水制限の指導にかかわってきます. 具体的な数値としては，中1日で基礎体重の3%，中2日で6%以内と推奨されています[12].

たとえば，ドライウェイト60kgの患者さんであれば，

1日あきで60×0.03＝1.8kg以下
2日あきで60×0.06＝3.6kg以下　ということになります.

60

CHAPTER 8 ドライウェイトの考え方

　日本透析医学会の統計調査委員会によると透析間体重増加が 6％以上 or 2％以下では予後が不良であったことが報告されています[13]．透析間体重増加が大きいということは十分な食事を摂取しているという反面，過剰に塩分や水分を摂取している可能性もあり，同時にカリウムやリンなども含め食事療法などの介入を要するケースもしばしばです．そのため，適正な塩分制限と水制限の指導が必要になってくるのです．

　一方，透析間体重増加が少なくなるというケースも少なからずあります．理由としては以下のようなものがあります．

・自尿が出ている
・多量の発汗
・下痢などでの水分喪失がある
・食事摂取量そのものが減っている

とくに高齢の透析患者さんの中には，食事量そのものが落ちている，あるいは偏っていて必要十分な栄養がきちんと取れていないケースがしばしばあります．自尿が出ていること以外の理由は，病的要因であり，透析間体重増加が少ない＝良いこととは限らず，体重増加が少なすぎる場合も，何らかの異常が起こっていないか注意しなくてはなりません．

ドライウェイト設定のための指標

　実際にドライウェイトを設定するための客観的指標として，以下のようなものがあります．

A．心胸郭比
B．下大静脈径
C．ヒト心房性ナトリウム利尿ペプチド（hANP）
D．Plasma body weight index（PWI）
E．生体インピーダンス法
F．血液濃縮率モニタリング

A．心胸郭比

　心胸郭比は胸部レントゲン写真における，胸郭に対する心臓陰影の拡大・縮小によって循環血液量の増減を間接的に評価するものです．

　正常では男性では 50％以下，女性では胸郭が小さいため 53％以下が

〔I 透析処方編〕

適切とされていますが[14]，患者さんによって心胸郭比の基礎値が大きく変化しえます．たとえば心肥大や弁膜症，心嚢液の貯留などは心胸郭比を増加させます（ですので，一度は心エコーをチェックするようにしています）．また，肺気腫などの胸郭容積の増大がある疾患では心胸郭比は低下します．他にも，腹水の貯留など腹部膨満による横隔膜の挙上は心臓が横向きに倒された状態で押し上げられるため心胸郭比は増大しますし，中等度以上の胸水の貯留は心陰影の辺縁そのものを不明瞭にしてしまうため心胸郭比が正確に測定できないという場合もあります．

そのため，画一的に50％という数字で見るのではなく，同一患者内での変化（トレンド）で体液量の推移を評価することが必要です．

施設によってドライウェイトに達した透析後にレントゲン撮影を行う施設と，最も体液量が増加した状態の週初めの透析前に行う施設と2種類があります．

B. 下大静脈径

下大静脈（inferior vena cava: IVC）径は循環血液量を反映します．循環血液量が適正な場合，呼吸による胸腔内圧の変化に連動して，呼気時と吸気時で径が変化します．これをIVC径の呼吸性変動と呼び，呼気時と吸気時の径から虚脱係数（collapsibility index）を算出します．

虚脱係数＝（呼気時IVC径－吸気時IVC径）／呼気時IVC径

適正範囲をはずれて循環血液量が減少した場合は虚脱係数は大きくなり，一方，溢水で循環血液量過多の場合はIVC径は大きいままで呼吸性変動がなくなり虚脱係数は少なくなります．基礎体重が適正である場合，透析後の下大静脈呼気径は7（6〜10）mm以下で虚脱係数は0.8以上と報告されており，また，透析前のIVC呼気径が22mm以上のときは心不全の危険性があるとされます[15]．

C. ヒト心房性ナトリウム利尿ペプチド: hANP

ヒト心房性ナトリウム利尿ペプチド（hANP）は循環血液量増加に伴って起こる心房内圧の上昇に応じて分泌される利尿ホルモンです．

多くの施設では設定したドライウェイトに達した透析後に評価され，透析中の除水量と良い相関が得られることが知られています[16]．また，

CHAPTER 8　ドライウェイトの考え方

透析後に測定したhANPは体液量が最も少なくなった状態（ドライウェイトに達した状態）での余剰な循環血液量の有無や程度を間接的に評価しています．

基準値は報告によってさまざまですが，hANP 25～60pg/mLでドライウェイトが適正範囲とされ，hANP 100pg/mL以上で体液量過多，hANP 25pg/mL以下では体液量過少と考えられており，筆者もそれに準じて評価し，ドライウェイトを調節しています．

ただし，hANPの評価にはいくつかの注意点があります．まず，半減期は2～4分と短時間であるため，測定のタイミングが重要と考えられます．そして，体液量過剰以外の心房負荷が高まる背景病態（弁膜症や心肥大，心房細動など）では体液量にかかわらず，hANPは高値となる傾向があります．また，hANPが低値であっても，必ずしも体液量が過小である（ドライウェイトがきつい）ということにはなりません．したがって，hANPの値も患者さんの背景病態や同一患者内でのトレンドによって評価する必要があります．

D. Plasma body weight index: PWI

PWI[17)]は，透析前後の総蛋白濃度の変化を体重変化で除することによって，除水による体重変化に伴った循環血漿量の濃縮度合いを予測する方法です．

PWIを算出するには，透析前後の血液検査によって得られる総蛋白濃度（total protein: TP）を用いて循環血漿量変化率❶を求め，次に透析前後の患者体重から体重変化率（❷）を求めます．この2つを割り算することでPWIを算出できます．

> 循環血漿量変化率＝（透析後TP－透析前TP）／透析後TP……❶
> 体重変化率＝（透析前体重－透析後体重）／透析前体重……❷
> PWI＝循環血漿量変化率／体重変化率＝❶／❷

PWIの値は，2～4が至適範囲であると考えられており，PWI 2以下では血液濃縮率が小さく体液量が多すぎる可能性があり，ドライウェイトをダウンさせる方向に考えます．またPWI 4以上では血液濃縮率が大きいので体液量過少（ドライウェイトがきつい）可能性があり，ドライウェイトアップを検討します（PWI値を計算するときは，筆者は

JCOPY 498-22450

63

〔I 透析処方編〕

エクセルファイルに数式を作っておいて，透析前後の TP と前後体重を入力すれば PWI が算出されるようにしていました）.

PWI の欠点として，シャントの再循環があった場合には同じ血液が濃縮され続けるため，PWI は高く出てしまうという点には注意が必要です.

E. 生体インピーダンス法

生体インピーダンス法は，特定の機材を用いて，上肢と下肢に電極を繋ぎ，微弱な周波数の交流電流を流すことでその抵抗（インピーダンス）から，体液量，細胞内液量，細胞外液量，体脂肪量を算出する手法ですが，各メーカーからさまざまな体組成計が発売されていますが，筆者の使用経験があるのが Inbody（（株）インボディジャパン）です. 施設によってこのデバイスがあるところとないところがあります.

透析前後での体液組成の変化を評価する場合や，透析後の浮腫率を計算して hANP に近い位置づけで評価するところもあります.

人体の体重における水分量を考える場合，体重の60％が水分と考えられ，そのうち細胞内液が40％，細胞外液が20％（間質液が15％＋血管内血液量5％）と大まかに分けられます. たとえばドライウェイトが60kg の人であれば36L が水分であり，うちわけとして細胞内液24L，細胞外液12L（間質液9L＋血管内3L）となります.

このうち，生体インピーダンス法で評価しているのは細胞外液量です. 細胞外液には間質液と血管内の循環血液量が含まれますが，間質液が過剰な場合は浮腫であり，循環血液量が過剰は溢水傾向ということになります. 理想的なドライウェイトの状態とは「余剰な」細胞外液がない状態とほぼイコールですので，体液量に占める細胞外液量としては細胞外液量／総水分量＝12L／36L＝0.33（33％）ということになります. しかしこれはあくまで理想値であり，実際の体内の分布についてはさまざまな要因があるため，実際の現場でも理想値（ECF／TBW 0.33）を目指して除水をかけていくと透析後半に血圧低下や筋痙攣，吐き気などのいわゆるドライウェイトがきつい状態の症状がしばしば出現します.

そのため，さまざまな検討に基いて，ECF／TBW の正常範囲は0.35～0.40 とされることが多いようです[18, 19]. また，低栄養（低アルブミン）がある患者やうっ血性心不全など浮腫が素地として起こりやすい患者

CHAPTER 8　ドライウェイトの考え方

や，糖尿病患者ではこの値は高めに出ることも報告されています [19, 20]．

筆者は生体インピーダンス法の値を，**表2** のように大まかに設定し，患者さんごとにトレンドをみて評価しています．

表2 生体インピーダンス法による細胞外液量評価基準

浮腫率	対応
ECW／TBW＞0.39	→ 血圧や hANP を見ながら DW down
ECW／TBW＝0.38 台	→ 血圧や hANP を見ながら DW down
ECW／TBW＝0.37 台	→ DW は適正範囲と考えられる
ECW／TBW＜0.37	→ 血圧が不安定 or 足つり or 透析後の倦怠感などあれば DW up

余談ですが，保存期腎不全患者の外来管理でもこの生体インピーダンス法を用いて，**表2** の（DW up／down）の部分を［利尿薬 増量／減量］として，体組成計を利尿薬の調節に利用できます．

またこの機械では，体重にしめる骨格筋量や体脂肪量も同時に測定できるため，同一患者で数カ月おきに繰り返し測定することで，ドライウェイトの評価だけでなく，栄養状態も合わせて評価できるため栄養指導や運動療法の指導の際にとても役に立ちます．

F. 血液濃縮率モニタリング

透析用コンソールの中には透析回路内に流れてくる血液の赤血球の割合（濃度）をリアルタイムに測定することで，体液量の変化（濃縮率）を評価できるものもあります．

CRIT-LINE（フルゼニウス），Hemoscan（バクスター），BVM（日機装）[21] などがあります．通常は，濃縮率透析開始から終了に向けて，除水によって体液量は徐々に減少し，血液は徐々に濃縮されていきます（濃縮率は徐々に上昇していきます）．このシステムは回路内を通る血液のヘマトクリットをリアルタイムに測定することで濃縮率を算出し，この単位時間あたりの濃縮率によって患者さんの循環血液量の状態やシャントの再循環の有無などを評価できます．数値の意義としては前述のPWI と同じですが，これは透析中にリアルタイムで測定することができるところが特徴です．

JCOPY 498-22450

65

〔Ⅰ　透析処方編〕

　　透析中，濃縮率がどんどん上昇する場合，血圧が下がるケースと下がらないケースで解釈がかわってきます．

① **血圧が下がる場合**
- ・ドライウェイトがきつい（循環血液量自体が少ない）
- ・単位時間あたりの除水量が多すぎる
- ・プラズマリフィリングが悪い（膠質浸透圧の低下．間質からの水の引き込みが弱い）

② **血圧が下がらない場合**
- ・シャントが再循環している（同じ血液が透析回路を何回も循環して濃縮され続けている）

　　一方，透析後半になっても濃縮率が上昇しない場合，以下のような場合が考えられます．

① **血圧が下がる場合**
　　心機能の低下や自律神経失調あるいは大動脈弁狭窄などの器質的な疾患の疑い．

② **血圧が下がらない，むしろ高い場合**
　　ドライウェイトが甘い（血液中の水分が多すぎる）

┃ドライウェイトの評価は多面的に

　　ドライウェイト調節の参考にする指標はいずれも長所と短所があります．実際の現場においては，一つの指標のみでその患者さんのドライウェイトを評価して調節するのではなく，患者さんの症状（透析後のだるさなど）と複数の検査値を組み合わせて総合的に判断することが重要です．

┃ドライウェイトは変動する

　　同一の患者さんにおいてもドライウェイトは季節や体調の変化に伴って刻々と変化しうるものです．そもそも体重は筋肉・骨格・脂肪・各臓器そして間質や血管内の細胞外液の総和ですが，このうち変化しうるものとしては筋肉量や骨量，脂肪量そして細胞外液量と多くの変動ファクターがあります．筋肉量や脂肪量は食事内容や活動性低下などによって

CHAPTER 8　ドライウェイトの考え方

特に大きく変化するもので，例えば高齢の透析患者で誤嚥性肺炎で入院し1週間近く絶食をした場合は少なくとも1kgから2kgの体重減少（ここでは筋肉量の減少）が起こり，筋肉量の減った部分は水分に置換されます．そのため同じドライウェイトで透析を続けたとしても体液量が相対的に多くなっている状態であり，血圧高値が続いたり心胸比の拡大やhANPの増加が見られます．

このように筋肉量や脂肪量の増減に伴ってドライウェイトは頻回に細かく設定する必要があります．

ドライウェイトが甘くなる原因としては以下のような場合があります．
・食事摂取量そのものの低下
・長期臥床による筋萎縮
・感染状態などの異化亢進によって絶対的なエネルギー消費量が摂取量を上回る時

一方，ドライウェイトがきつくなる要因としては以下のような場合があります．
・透析導入期で尿毒症による食欲低下が改善され食事摂取量が増えた時
・体重減少を伴うような長期臥床や入院などの後に栄養状態が改善した時
・インスリンやインスリン分泌促進薬など食欲改善作用のある薬剤を使用した時

ドライウェイト変更時の患者への説明

ドライウェイトに対してしばしば誤解されているのが，ドライウェイトを下げる＝「肉や骨を削られるようで下げたくない．これ以上痩せたくない」と考えている患者さんが意外に多いことです．また逆の誤解としてはドライウェイトを上げる＝「贅（ぜい）肉で太ったのだからダイエットすればいい，増やすことには抵抗がある」という患者さんもいます．

そうした時，筆者は以下のような簡単な 図6 を書いて説明します．

JCOPY　498-22450　　　　　　　　　　　　　　　　　　　　　67

[Ⅰ 透析処方編]

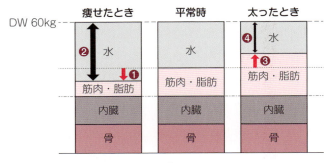

図6 栄養状態による体組成の変化

ドライウェイトを下げるとき（痩せたとき）の説明

「人間の体は大雑把に言うと，骨と内臓と筋肉・脂肪と水でできています．骨と内臓はよほどのことがない限り短期間では重さは変わりません．でも，筋肉や脂肪は，手術や感染症などの全身状態の変化や，食事摂取状態などによって常に変化しうるものです．」

「○○さんは胃潰瘍からの出血で入院し1週間絶食になりました．当然，筋肉や脂肪は痩せてしまうわけですが（図6 ❶），そのぶんは水に置き換わってしまい，体の中の水の割合が多くなってしまいます（図6 ❷）．」

「厳密には正しい言い方ではありませんが，血管の中の血液は水の部分に含まれるため，水の割合が増えたということは血圧が上がりやすくなるということになります．この状態でドライウェイトを60kgのままにしておいても，水の割合が多いため普通に除水をおこなっても血圧は高いままですし，心臓の負担が増えてしまいます．」

「ですので，筋肉や脂肪が痩せて水に変わってしまったと考えられる（図6 ❶に相当する重さの）分だけドライウェイトを一旦下げて，水の割合を減らして血圧をコントロールしたいと思います．」

「いったん目標体重は下げますが，これは心臓に余計な負担を与えないためのことで，これからしっかりと食事をとって運動して，筋肉や脂肪がついてくれば水の割合が減って血圧は自然に下がってくるはずですので，そうなったらドライウェイトを徐々にアップして戻していきましょう」と説明します．

CHAPTER 8 ドライウェイトの考え方

ドライウェイトを上げるとき（太ったとき）の説明

「○○さんはここ数カ月で栄養状態が良くなり，体の割合に占める筋肉・脂肪の部分が大きくなってきました（**図6 ③**）．おなじドライウェイト 60kg の設定でも，以前の定常状態と比べて水の割合が少なくなっています（**図6 ④**）.」

「この水の部分からさらに透析で除水をしていくことになりますので，透析後半にかけて血管の中の水分が足りなくなって血圧が下がりがちになっているのです.」

「ですので，しっかり栄養をとって筋肉や脂肪が増えた分，目標体重をアップして水の割合を増やして（体の水分バランスを適正化して），透析中の血圧も安定化させていきましょう」と説明します．

ドライウェイトを減らす時は痩せによって水に置き換わってしまった分の重さを減らすこと，ドライウェイトを増やす時は栄養状態が改善して筋肉や脂肪が増えてきた分の重さを増やすこと，ドライウェイトを減らす時と増やす時では動かしている内容が違うということ，これを同じ図を使って繰り返し説明しています．

ドライウェイトの考え方: まとめ

プラズマリフィリングなどの除水による生体の血圧維持システムを理解し，患者さんそれぞれの栄養状態も勘案した上で，適切な目標体重や除水スピードを設定します．また，患者さんにも透析間体重増加を適正範囲にコントロールをしてもらうよう，指導が必要です．

ドライウェイトを調節するときは，患者さんの症状（透析後のだるさなど）や複数の検査値を組み合わせて総合的に判断し，かつ，なぜドライウェイトを上げるのか（下げるのか）を患者さんにもそのつど説明して理解してもらうよう努めることが重要です．

JCOPY 498-22450

69

〔I　透析処方編〕

● 参考文献

1）Schneditz D, et al. Nature and rate of vascular refilling during hemodialysis and ultrafiltration. Kidney Int. 1992; 42: 1425-33.
2）賀来佳男, 他. 透析処方の実際 ドライウェイトの設定法. Clin Eng. 2016; 27: 824-35.
3）Tabei K, et al. An index of plasma refilling in hemodialysis patients. Nephron. 1996; 74: 266-74.
4）Leypoldt JK, et al. Hemodynamic monitoring during hemodialysis. Adv Ren Replace Ther. 1999; 6: 233-42.
5）Kaczmarczyk I, et al. The influence of sodium profiling on blood volume and intradialytic hypotension in patients on maintenance hemodialysis. Przegl Lek. 2007; 64: 476-82.
6）Daugirdas JT. Dialysis hypotension: a hemodynamic analysis. Kidney Int. 1991; 39: 233-46.
7）日本透析医学会. 血液透析患者における心血管合併症の評価と治療に関するガイドライン. 透析会誌. 2011; 44: 337-425.
8）K/DOQI Workgroup. K/DOQI clinical practice guidelines for cardiovascular disease in dialysis patients. Am J Kidney Dis. 2005; 45(Suppl 3): S1-153.
9）Mizumasa T, et al. Dialysis-related hypotension as a cause of progressive frontal lobe atrophy in chronic hemodialysis patients: a 3-year prospective study. Nephron Clin Pract. 2004; 97: c23-30.
10）Saran R, et al. Longer treatment time and slower ultrafiltration in hemodialysis: associations with reduced mortality in the DOPPS. Kidney Int. 2006; 69: 1222-8.
11）Movilli E, et al. Association between high ultrafiltration rates and mortality in uraemic patients on regular haemodialysis. A 5-year prospective observational multicentre study. Nephrol Dial Transplant. 2007; 22: 3547-52.
12）日本透析医学会. 維持血液透析ガイドライン: 血液透析処方. 透析会誌. 2013; 46: 587-632.
13）中井 滋, 他. わが国の慢性透析療法の現況. 透析会誌. 2011; 44: 1-36.
14）日本透析医学会. 血液透析患者における心血管合併症の評価と治療に関するガイドライン. 透析会誌. 2011; 44: 337-425.
15）Ando Y, et al. The inferior vena cava diameter as a marker of dry weight in chronic hemodialyzed patients. Artif Organs. 1995; 19: 1237-42.
16）Joffy S, et al. Natriuretic peptides in ESRD. American Journal of Kidney Diseases. 2005; 46: 1-10.
17）大河原 晋, 他. 血液透析における plasma refilling coefficient（mean Kr）算出の臨床的意義の検討. 透析会誌. 1999; 32: 1071.
18）石井恵理子, 他. 血液透析（HD）患者の血中心房性ナトリウム利尿ペ

プチド（ANP）値によるドライウェイト（DW）の判断基準に関する検討. 透析会誌. 2004; 3: 1417-22.

19) 佐々木信博, 他. 生体電気インピーダンス（BIA）法による DW 設定基準—高精度体成分分析装置（InBody S20）による浮腫値（ECW/TBW）での検討—. 透析会誌. 2008; 41: 723-30.

20) 鈴木一之. 透析医が透析患者になってわかったしっかり透析のヒケツ 改訂 2 版. 東京: メディカ出版. 2014; p.132-41.

21) 吉田 泉, 他. 透析中の循環血液量モニタリングによる新しいドライウエイト設定法の評価. 透析会誌. 2010; 43: 909-17.

CHAPTER 9
抗凝固薬

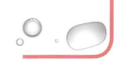

● 抗凝固薬の役割

　体外循環回路を構成する穿刺針や血液回路，ダイアライザなどの異物と血液が接触した場合，血小板や血液凝固因子が活性化され凝固のカスケードが進展します．血小板は体外循環回路にあるすべての異物に対して粘着凝集し凝集塊（白色血栓）を形成し，また，異物との接触によって内因系の第XII因子も活性化され最終的にはフィブリンが結成され凝固が起こります．そのままでは体外循環の回路が血液凝固により閉塞してしまいます．そのため抗凝固薬を用いて体外循環において血液の凝固を阻止することは必須の条件です．抗凝固薬には分子量や半減期，その他化学的な性質による違いから，患者さんの病態によって数種類の薬剤が使用可能です．

抗凝固薬の使い分け

A. 未分画ヘパリン

　未分画ヘパリンは，古くから使用されている抗凝固薬でアンチトロンビン（AT）III と結合しその作用を賦活化することで抗凝固作用を有します．分子量は 10,000〜20,000Da で半減期は約 1〜1.5 時間です．

【使用法例】
透析開始時に 1,000〜2,000 単位ワンショットで静注し，その後は 1 時間当たり 500 から 1,500 単位（10 単位/kg/Hr 前後）で持続投与．

　抗凝固作用のモニタリング指標としては活性化凝固時間（ACT）や活性化部分トロンボプラスチン時間（APTT）で投与開始前の 1.5 から 2 倍に延長するように投与量を調節します．過剰に延長した場合は拮抗

CHAPTER 9 抗凝固薬

薬である硫酸プロタミンで中和させることも可能です（ヘパリン 1,000
単位の中和に硫酸プロタミン 10〜15mg を投与します）．特に合併症が
ない患者さんにおいては長期の安全性も確立されており価格も安価であ
るため通常はこの未分化ヘパリンが用いられます．注意すべき点として
は，出血性病変（胃潰瘍など）からの出血の増悪，脂質異常症の悪化，
血小板の凝集促進，ヘパリン起因性血小板減少症（heparin-induced
thrombocytopenia: HIT）などがあげられます．ATⅢ欠損症の患者
さんは頻度としては稀ではありますが，ヘパリンの効果としては当然不
十分となります．

● ヘパリン起因性血小板減少症
  (Heparin-induced thrombocytopenia: HIT) とは
　ヘパリンは凝固系の抑制作用をもちますが，その一方で血小板
の活性化作用も有します．HIT の背景病態はそれに付随した免
疫複合体反応です．ヘパリンによって血小板が刺激されると，血
小板内のα顆粒から血小板第4因子（PF4）とよばれる糖蛋白が
放出され，血中では4量体を形成して存在し，その表面は陽性
荷電を示します．陽性荷電のため，陰性荷電をもつヘパリンと電
気的に結合し，ヘパリンの抗凝固作用を中和してしまいます．
PF4とヘパリンは両者の電位が中和するまで結合し続けるだけ
でなく，PF4/ヘパリン複合体を形成し，PF4の立体構造に変化
が起こり，PF4の表面に新たな抗原決定基となるアミノ酸配列
が露出します．これが新規の抗原性をもち，Ig 抗体（HIT 抗体）
が産生されます．この HIT 抗体は，抗原である PF4/ヘパリン
複合体と免疫複合体を形成し，その Fc 部分が血小板膜上の Fc
受容体と結合し，血小板のさらなる活性化と凝集反応を引き起こ
し，血小板減少を惹起します．
　PF4 は他にも，血管内皮細胞表面上のヘパラン硫酸やコンド
ロイチン硫酸と結合している AT と置換される性質があります．
ヘパラン硫酸やコンドロイチン硫酸と結合しても先述の新規抗原
性が出現し，これに対して HIT 抗体が結合することで，血栓形
成性に内皮細胞が活性化され組織因子が発現してしまい，凝固の
カスケードが進みます．こうして，血管内皮細胞が本来もってい

〔Ⅰ　透析処方編〕

る抗血栓作用を阻害してしまいます．
　以上のすべての過程が同時進行で起こることで，全体の方向としては凝固反応が過剰に加速され，血小板数の急激な低下とトロンビンの多量産生による深部静脈血栓などの重篤な血栓症が発生してしまいます．

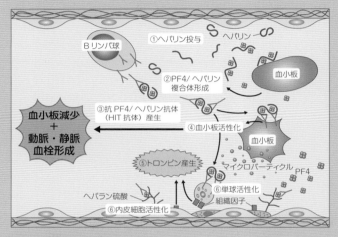

図1 HITの発生機序
①ヘパリン投与によって血小板が活性化されます．
②活性化血小板から放出された血小板第4因子（PF4）とヘパリンが複合体を形成します．
③PF4が構造変化をおこし，抗原性を呈示することで，抗PF4/ヘパリン抗体（HIT抗体）が産生されます．
④HIT抗体とPF4/ヘパリン複合体が免疫複合体を形成し，血小板膜のFcレセプターと結合して血小板がさらに活性化されます．
⑤活性化血小板から血液凝固促進活性をもつ顆粒が放出され，血中のトロンビンの産生が著しく亢進します．
⑥それとは別にHIT抗体は，血管内皮細胞や単球の活性化を促して，血管内腔へ組織因子の露出を惹起し，トロンビンのさらなる過剰産生が生じます．

　HITは，非免疫学的機序で発症するⅠ型と，ヘパリン依存性の自己抗体が出現するⅡ型があります．Ⅰ型は，ヘパリン使用開始2〜3日後にヘパリンの直接的な血小板凝集作用によって発症するもので，血小板減少の程度も軽度で，血栓症発症にもほとん

> ど関与しないため，基本的にヘパリンの投与継続が可能です．そ
> のため，I型は臨床的な意義が少なく，HITという用語はII型
> を意味するものとして一般的に用いられます．

B. 低分子ヘパリン

　低分子ヘパリンは，未分画ヘパリンの低分子量分画を選択的に精製し
たヘパリン製剤で分子量は 3,000～6,000Da です．未分画ヘパリンと
同様に ATIII を介した抗凝固作用を有しますが，低分子化によって AT
III とは結合しないため IIa（トロンビン）への作用がほとんどなく，第
Xa 因子に対する作用が主体です．従って体内での抗凝固作用は（弱い）
抗 IIa 作用のみに依存し，体外循環回路内では抗 Xa 作用に主に依存す
るため，未分画ヘパリンと比較し体外循環回路内での抗凝固作用を強く
保ちつつ体内での凝固時間の延長は軽度に抑えられるといった特徴を有
します．この結果として，ヘパリンで注意すべきであった出血の合併症
リスクを低下させると考えられています．

- 【使用法例】
※ 施設によって使用法は異なります．
開始時に 15～20 単位/kg 静注し，その後は 6～10 単位/kg/Hr
で持続投与．
　　or
総投与量の 2,000～3,000 単位を透析開始時にワンショット静注
のみで使用（半減期が長いため）．

　ヘパリンと比較し半減期が 2～3 時間と長いことや，ACT などでの
モニタリングができないこと（モニタリングは抗 Xa 活性測定），プロ
タミンでの拮抗作用がヘパリンと比較し弱いことなど，実際に出血が起
こっている状態では逆に増悪する可能性などの注意点があります．

C. メシル酸塩ナファモスタット

　血液凝固は凝固因子のカスケードによって制御される反応ですが，同
時に一連の酵素反応でもあります．メシル酸ナファモスタット（分子量
539Da）はこれら凝固系酵素の作用を抑制し抗凝固作用を発揮します．

〔Ⅰ　透析処方編〕

阻害する物質としてはトロンビン，Ⅻa 因子，Xa，Ⅶa，カリクレイン，プラスミン，補体，トリプシンなどの蛋白分解酵素，ホスホリパーゼ A2 など多岐にわたります（抗凝固作用という点においてはトロンビンと Ⅻa，Xa 因子です）．分子量は 539Da と極めて小さく，肝臓で速やかに分解されるため半減期は約 8 分と非常に短くなっています．半減期が短い上に透析でも除去されるため，理論的には体外循環回路の中でのみ最も抗凝固作用を強く発現するという点が特徴です．半減期は短いですが，モニタリングには ACT が使用できます．これらの性質を生かして，もともと出血傾向が背景にある患者さんや，出血リスクが高い手術の周術期の体外循環などに使用されています．

┌─【使用法例】────────────────────────────┐
半減期が短いのでワンショットではなく，開始時から維持投与量として 20〜40mg/Hr で持続投与．
└──────────────────────────────────────┘

注意点としてはヘパリン製剤と比較し，アナフィラキシーショックをはじめとした様々なアレルギー性の副作用が多いことです．また，本薬剤は凝固系だけではなく血小板やキニン・カリクレイン系にも阻害作用を有し，ブラジキニンの産生抑制効果が報告されていますが，本薬剤自体が陽性荷電しており，陰性荷電を持つ膜（PAN 膜）には吸着されてしまいます．

D.　アルガトロバン

アルガトロバンは選択的にトロンビンと結合して抗トロンビン作用を発揮します．分子量は約 530Da で，最大の特徴としてはヘパリン製剤のように ATⅢ を介さず，Ⅱa を直接阻害することによって抗凝固作用を有する点です．そのため ATⅢ 欠乏症（ATⅢ 活性＜70%）や HIT を起こした患者さんなどに適用されます．半減期が 30〜40 分であり，ヘパリン製剤とメシル酸ナファモスタットの中間という位置づけです．

┌─【使用法例】────────────────────────────┐
透析開始時に 10mg 静注し，それ以降は 5〜40mg/Hr で持続投与．
└──────────────────────────────────────┘

II 至適透析編

CHAPTER 1
至適透析とは何か

● はじめに

　同じ年齢，性別，体重，原疾患をもつ透析患者のAさんとBさんがいたとします．実際にはそのような2人が同じ透析条件で透析を施行していても，Aさんは透析中に血圧が下がり疲労感が強く，一方，Bさんは血圧は高め横ばいで推移し，日中・夜間ともに頑固なかゆみに悩まされている，というふうに患者さん自身が感じる症状もこのように同じ医学的背景をもつ患者さんどうしでも透析前後の症状や血圧変動，食事量や栄養状態といった医学的背景，就労の有無や居住形態などの生活背景はそれぞれ異なります．

　理想的な透析の第一歩は，Kt/V（尿素のクリアランス）が保たれていることやβ_2ミクログロブリンが充分に除去できていることなど，まずは溶質の除去を中心とした現代の透析水準にあった良質な透析が必要量きちんと行われている状態が前提です．しかし，除去の指標をたくさんクリアしていればいるほど理想的な透析か？と考えると，必ずしもそうではありません．先ほどのAさんもBさんもそれぞれ透析中の血圧低下やかゆみなど，透析を行う上で悩まされ続けている症状がありました．これらを解決してあげない限り，患者さんにとって透析はつらいものであることに変わりありません．

　Aさんに対してはさまざまな指標を用いてドライウェイトを再評価して適宜調節を行いますし，Bさんにはダイアライザのサイズや単位時間あたりの透析量をさらにアップしてみて，ダメなら透析時間を延ばしたりダイアライザの膜種を変えてみたり，といった患者さん個々にあわせてより最適化された「至適」な条件調節が求められるのです．

　ガイドラインでは，「至適透析とは生体内環境が可能な限り正常に近

〔Ⅱ 至適透析編〕

く，死亡率や合併症をきたすことなく長期的な透析患者の生命予後を良
好に保つ透析」と定義されます．

具体的には，以下の条件を満たしていることが挙げられます．

・尿毒素などの溶質除去を始めとした機械的な透析効率の改善．
・酸塩基平衡の維持．
・生体適合性に優れた透析液や透析機器の選択．
・透析液の清浄化，患者さん個々に適した透析方法．
・栄養状態を良好に維持すること．
・腎性貧血や高血圧脂質代謝異常などの管理．
・通院介護サービスの充実．
（日本透析医学会統計調査委員会．図説わが国の慢性透析療法の現況 2008 年
12 月 31 日現在．透析会誌．2010; 43: 1-35）

前記を踏まえて「至適透析」を定義する場合，2 つの視点が見えてき
ます．

① 医療者側から見た（客観的指標に基づく）視点と，
② 患者側の（主観的指標に基づいた）視点です．

この双方を勘案して最適化された透析こそ理想的な透析，すなわ
ち真の至適透析となりうるのです．

医学的視点（客観的視点）での至適透析の考え方

維持透析治療の究極の目的は，慢性腎不全患者の quality of life
（QOL）の高い長期生存です．そのためには，患者さんそれぞれに十分
な透析量が確保され，尿毒素による病態を充分に改善しているかどうか
を定期的に評価する必要があります．平均的な透析法である 1 回 4 時
間：週 3 回の透析で，さまざまな客観的な指標を用いてその透析が適
正か否かを判断します．

ガイドラインには 表1 のように明記されています．

CHAPTER 1　至適透析とは何か

表1 透析量・治療効果を得るための評価

ステートメント
1. 透析治療効果の評価は短期的指標と中長期的指標の両者を用いて定期的に行うことを推奨する．（1B）
   1) 短期的指標としては．透析中の循環動態と尿毒素除去効果を用いて評価する．
   2) 中長期的指標としては，尿毒素の維持レベル，栄養状態，生命予後に関連する QOL の指標を用いて評価する．
2. 治療効果の評価に基づき，必要に応じて透析処方を変更することが望ましい．（オピニオン）

（日本透析医学会．維持血液透析ガイドライン：血液透析処方．透析会誌．2013; 46: 587-632）

　この文言から読み取れるキーワードを抜き出して，それぞれに対応した客観的指標は **表2** のようになります．

表2 至適透析のための客観的管理指標

至適透析の条件	管理指標
透析量が十分に確保されている	Kt/V，透析時間
中分子尿毒素も十分に除去されている	β_2ミクログロブリン濃度
水分・塩分管理が良好である	透析間体重増加量の管理，除水量
最小限の薬剤で血圧の管理ができている	ドライウェイト調節，降圧薬調節
最小限の薬剤でリンやその他電解質の管理ができている	生化学データ
アシドーシスが十分に補正されている	血液ガスデータ
食事から必要かつ十分な蛋白質とエネルギーが摂取されている	n-PCR，TACBUN
貧血の管理が良好である	血算データ，鉄代謝データ

　これら客観的指標はいずれも患者さんの生命予後に直接関連がある大切なものばかりです．

　そして，ガイドラインでは透析による治療効果の評価は，A 短期的指標と，B 中長期的指標の二本立てで行うべきであるとされています[1]．

A. 短期的指標による評価

　短期的な治療効果は，1 回の透析中の循環動態の安定性や尿毒素除去効率の指標で評価することになります．

　小分子尿毒素除去率の指標である Kt/Vurea は，近年の日本透析医学会統計調査の解析結果でも独立した生命予後規定因子であり[2]，ガイ

JCOPY 498-22450

79

〔II　至適透析編〕

ドラインにおいても Kt/Vurea の月 1 回の定期的なモニタリングが推奨されています[3]．

　また，透析中の急激な血圧低下や透析後の起立性低血圧は生命予後を悪化させる因子であり[4, 5]，透析関連低血圧の原因には，不適切なドライウェイト設定や急激な除水設定による循環血漿量の減少，心機能低下，自律神経機能障害などがあり，早急に原因を究明して対応する必要があります[6]．

B.　中長期的指標による評価

　中長期的指標による治療効果は，尿毒素の維持レベル，尿毒症症状の改善，栄養状態の維持など QOL に関する指標によって評価され，これらは透析量と密接な関連を有しているだけでなく，長期合併症や生命予後と密接な関連が認められています．代表的な長期合併症としては，以下のようなものがあります．

- ・透析アミロイドーシス
- ・CKD-MBD（慢性腎臓病に伴う骨ミネラル代謝異常）
- ・RLS（レストレスレッグス症候群）　　別名：むずむず脚症候群
- ・心不全，脳血管疾患
- ・感染症　などが挙げられます．

　これらの評価の入り口として，透析前血清 β_2 ミクログロブリン値，栄養状態，QOL の指標（抑うつ傾向，睡眠障害など）などがあります．これらの物質の中で血清 β_2 ミクログロブリン，ホモシステイン，P-クレゾールなどは生命予後あるいは合併症併発のリスク因子としても報告されています[7]．

患者視点（主観的視点）での至適透析

　では，医学的見地からではなく，患者さん目線からみた良い透析とは何でしょうか．おそらくは以下のような条件が満たされていることが挙げられます．

❶ 血圧が安定して，透析中に不快な症状もなく，透析後もつらくない透析

CHAPTER 1 至適透析とは何か

❷ 非透析日も心身ともに体調が良く，かゆみやイライラといった
症状もないこと
❸ 食欲があり，しっかり食べられる透析
❹ 長期合併症（アミロイドーシスや心肥大）などの ADL を低下
させる合併症がない，あるいはあっても最小限
❺ 栄養状態が良好である（フレイルがない）
❻ 運動も適宜行えていること
❼ バスキュラーアクセスのトラブルがない
❽ 日常生活の ADL が保たれていること，就業や家事など社会的
生活に支障がないこと

では，これらを達成するためにはどのような対策を取ればよいでしょうか.

実は，前項で解説した医学的視点の項目はほとんどが数値化できるデータで，その数値を改善することで適正透析へ近づけることができました. 患者さん視点からの至適透析条件の中でも❷❹❺のような主訴に対しては，小分子から大分子まで幅広いレンジでの尿毒素物質の除去を目指して客観的指標を用いた透析効率の最適化で対応が可能です.

しかし，他の患者さん視点のパラメータ（❶❸❻❼❽）に関しては，患者さんそれぞれで自身の体調や生活への影響に対する感じ方が異なるため，数値化できないものもあります. ここが難しいところで，いくら溶質除去効率の上で優れた透析をしていても，患者さん自身が透析そのものに対して強いストレスや日常生活への支障を感じているようであれば，それは至適透析とは言い難いものです.

つまり，❶❸❻❼❽のような主観的指標に関しては透析効率の改善だけではうまくいかないことも多く，プラスアルファの対応が必要になってきます.

❶ 血圧が安定して，透析中に不快な症状もなく，透析後もつらく
ない透析
→これに対しては，透析中の安定した血圧維持，透析困難症の
防止が必要です（Ⅱ至適透析編 CHAPTER 4 至適透析にお
ける血圧管理 参照）.

JCOPY 498-22450

81

〔Ⅱ　至適透析編〕

❸ 食欲があり，しっかり食べられる透析
　→これに対しては，食事からの摂取を制限すべきもの，摂取励行するものなどに加え，食習慣や嗜好など患者さん個々に最適化した栄養指導が必要です．

❻ 運動も適宜行えていること
　→非透析日の運動習慣だけでなく，（施設によって可能な場合は）透析中のエルゴメーターなどの実施などで筋力をアップすることも検討されます．

❼ バスキュラーアクセスのトラブルがないこと
　→アクセストラブルを最小限にするためには，定期的なシャントの評価，保険適用内での早めのインターベンションなどが必要です．

❽ 日常生活の ADL が保たれていること，就業や家事など社会的生活に支障がないこと
　→これに関しては，その患者さんの家庭状況や生活背景を詳しく把握し，高齢者であれば介護保険の見直しやその他の社会的資源の利用ができないか，といった点について介入が必要な場合も多く，ソーシャルワーカーや保健師などの行政的な介入も検討しなくてはいけません．

　あえて医学的（客観的）視点と患者さん側（主観的）視点を個別に分けて解説してきましたが，両方は密接に関連しています．n-PCR やカリウムやリンといった生化学データが悪化傾向にある患者さんがいた場合，生活スタイルや食事量の変化などを敏感に察知し，そのつど適切な栄養指導を行ったり，送迎サービスや訪問看護などの社会的資源の導入によってデータそのものの改善をみることもしばしばあります．

　繰り返しになりますが，「至適透析」とは，医学的視点と患者さん視点の双方から最適化されたとき初めてそう呼ぶことができるのです．次CHAPTER からは具体的にどのようなパラメータ設定を行いながら至適透析を達成していくかを見ていきたいと思います．

CHAPTER 1 至適透析とは何か

● 参考文献

1) 日本透析医学会. 維持血液透析ガイドライン: 血液透析処方. 透析会誌. 2013; 46: 587-632.
2) 鈴木一之, 他. 血液透析条件・透析量と生命予後. 透析会誌. 2010; 43: 551-9.
3) 日本透析医学会. 維持血液透析ガイドライン: 血液透析処方. 透析会誌. 2013; 46: 587-632.
4) Shoji T, et al. Hemodialysis-associated hypotension as an independent risk factor for two-year mortality in hemodialysis patients. Kidney Int. 2004; 66: 1212-20.
5) Inrig JK, et al. Association of intradialytic blood pressure changes with hospitalization and mortality rates in prevalent ESRD patients. Kidney Int. 2007; 71: 454-61.
6) 日本透析医学会. 「血液透析患者における心血管合併症の評価と治療に関するガイドライン」Ⅱ. 透析関連低血圧. 透析会誌. 2011; 44: 363-8.
7) Hauk M, et al. In vivo effects of dialysate flow rate on Kt／V in maintenance hemodialysis patients. In: 日本透析医学会. 維持血液透析ガイドライン: 血液透析処方. 透析会誌. 2013; 46: 587-632.

CHAPTER 2
透析効率を上げるには？
～単位時間透析効率編～

● 透析効率を上げる意義・必要性

　CHAPTER 1 で，至適透析には医学的視点と患者さん視点の 2 つがあると述べました．

　医学的視点からの適正透析を達成するためには，客観的データに基づく透析効率を最適化をめざしていきます．それには，小分子物質の除去による短期的な予後の改善だけでなく，中長期的な合併症を防ぐためにも，β_2ミクログロブリンをはじめとした中分子以上の尿毒素の充分な除去が必要条件であり，単位時間あたりの透析効率や適切な透析時間，透析方法などの検討が必要になります．

表1 至適透析のための客観的管理指標（再掲）

至適透析の条件	管理指標
透析量が十分に確保されている	Kt/V，透析時間
中分子尿毒素も十分に除去されている	β_2ミクログロブリン濃度
水分・塩分管理が良好である	透析間体重増加量の管理，除水量
最小限の薬剤で血圧の管理ができている	ドライウェイト調節，降圧薬調節
最小限の薬剤でリンやその他電解質の管理ができている	生化学データ
アシドーシスが十分に補正されている	血液ガスデータ
食事から必要かつ十分な蛋白質とエネルギーが摂取されている	n-PCR，TACBUN
貧血の管理が良好である	血算データ，鉄代謝データ

　これらの除去効率を上げることが，イコール透析効率を上げること，となります．

　本 CHAPTER では表中のキーワードのうち，透析効率のアップによって改善が期待できる客観的指標について解説していきます．

CHAPTER 2 透析効率を上げるには？ ～単位時間透析効率編～

小分子量物質の透析効率を上げるには？

　小分子量尿毒素の代表的マーカーとして頻用される血中尿素窒素（BUN）を例にみてみましょう．尿素が小分子物質の指標物質となった背景として，分子量60Daと小さく，腎不全によって蓄積＆透析によって除去され，親水性が高く透析膜を比較的自由に往来できるため体内での動態が1コンパートメントモデルに適合させやすいこと，などが挙げられます．尿素窒素はその除去状態が生命予後と直接関連することが数々の報告で明らかになっています．

　尿素窒素の除去率を指標化したKt/Vは尿素窒素だけでなく小分子物質全体の透析量の指標となります．

　Kt/V（K：クリアランス，t：時間，V：体内水分量）の大小は，その式からわかるように透析時間（t）とクリアランス（K）に規定されます．

　Kt/Vには透析条件から算出される処方Kt/Vと，患者さんの採血データから算出される実測Kt/Vがあります．

処方Kt/V

　処方Kt/Vの公式の要素は以下のものです．

> K： ダイアライザがもつ単位時間あたり尿素クリアランス
> 　　　　　　　　　　　　　　　　　　　　　　　　（mL/min）
> 　多くの場合QBの90〜95%．例）QB 200mL/minの場合
> 　K＝200mL/min×0.9＝180mL/min
> t： 透析時間（分）
> V： 尿素の分布容積（≒患者の総体液量≒体重×0.6）

（例）
体重60kgの患者さんをQB 200mL/minで4時間透析する場合
K（QBの90%で計算）＝QB×0.9＝200×0.9＝180mL/min＝0.18L/min
t＝4時間＝240分
V＝体重60kg×0.6＝36kg＝36L　となり，

JCOPY 498-22450

85

〔Ⅱ　至適透析編〕

これらから
Kt/V＝0.18×240÷36＝1.2　と計算されます.

実測 Kt/V

　実測 Kt/V は透析前後の UN の値を次の式に代入することで直接求められます.

$$実測 Kt/V＝-1.18×\log_e（透析後 UN/透析前 UN）$$

　この患者さんの透析前後の UN がそれぞれ透析前 UN 95mg/dL,透析後 UN 30mg/dL であったとすると, この式に代入して実測 Kt/V＝1.26 となり, 処方 Kt/V とほぼ同じになります.

　（実測 Kt/V は手計算では不可能なので, インターネットで「Kt/V 計算機」と入れて検索するとブラウザ上で数値を入れると自動計算してくれるツールがたくさんあります）.

　処方 Kt/V と実測 Kt/V が乖離する場合（とくに実測 Kt/V の方が低い場合）は, 処方 Kt/V の公式内の血流やダイアライザの膜サイズをアップさせたり, 透析時間の延長などで対応できることもあります. 一方, 実測 Kt/V が高すぎる場合は患者さんの栄養状態（異化亢進によって不適切に UN 高値になっていないか）や蛋白摂取量のチェックなどをを行います.

　日本のガイドラインではKt/V 1.3以上が目標とされています. では, この患者さんの Kt/V をもう少し向上させたいときはどのようにすればよいでしょうか.

　変更できるパラメータとしては以下のものがあります.

　　・Kに関与する因子　　　血液流量（QB）を上げる.
　　　　　　　　　　　　　　透析液流量（QD）を上げる.
　　　　　　　　　　　　　　ダイアライザの膜面積を上げる.
　　　　　　　　　　　　　　膜の素材を変える.
　　・t に関与する因子　　　透析時間を延ばす.
　　　　　　　　　　　　　　透析の回数を増やす　となります.

CHAPTER 2　透析効率を上げるには？　〜単位時間透析効率編〜

たとえば，

> 透析時間を 30 分延ばして 4 → 4.5 時間に延長すると，
> Kt/V＝0.18×270min÷36＝1.35 となります．
>
> さらに，血流量を 200 → 250mL/min にアップさせると，
> K＝250mL/min×0.9＝225mL/min＝0.25L/min となり，
> Kt/V＝0.25×270÷36＝1.87 まで理論上は処方 Kt/V をアップ
> させることができます．

もちろん，このように透析条件をアップさせたあとには必ず，透析前後 UN から実測 Kt/V を算出し，処方 Kt/V との乖離がないかをそのつどチェックします．

その他の指標

血中尿素窒素（BUN）を用いたその他の小分子尿毒素の除去の指標としては Kt/V の他にも，TACBUN などがあります．どの透析施設でも Kt/V とあわせて，毎月評価されていることが多い指標です．

［平均尿素窒素濃度（TACBUN）］

血中尿素窒素（BUN）は透析によって除去されるだけでなく，摂取した蛋白質の量など，透析以外の要因による変動も大きい物質です．そのため，透析前後あるいは透析間での変動が極めて大きいため，これらを（1 週間を通して）平均した BUN 濃度を算出し，尿素窒素（小分子尿毒素）の管理状態を表す指標として表したものが TACBUN です．

（平均透析前 BUN＋平均透析後 BUN）/2 や（週初めの透析後 BUN＋週 2 回め透析前 BUN）/2 で算出されます．いずれの式でも変数が BUN であり，前述の通り BUN は透析量だけでなく摂取蛋白量にも影響を受けるため，それを踏まえた上での評価が必要です．

小・中分子量等の透析効率アップの項目・留意点

ここまでは血中尿素窒素の Kt/Vurea を例に透析効率アップの指標をみてきましたが，ここからは，小分子量物質と中分子量以上の物質それぞれについて透析効率を調整する項目について，何をどれくらいアップすればどれほどの効果があるのかも含めて，より細かく見ていきましょう．

〔II　至適透析編〕

表2 透析効率アップのためのパラメータ

① 血液流量（quantity of blood: QB）を上げる
② 透析液流量（quantity of dialysis fluid: QD）を上げる
③ ダイアライザの膜面積を上げる，膜の素材を変える
❹ 透析時間を延ばす，透析の回数を増やす
❺ 透析のモードを変える（≒血液濾過の要素をプラスする）

（日本透析医学会．維持血液透析ガイドライン：血液透析処方．透析会誌．2013; 46 より改変）

　①～③は単位時間あたりの透析効率を伸ばす方法で，❹・❺は透析のスケジュールや透析方法（装置）そのものを変える方法です．数字に色分けしたのはある意図があり，黒の①～③は主に小分子尿毒素透析効率を伸ばす方法で，赤の❹と❺は主に中分子量尿毒素物質の透析効率を伸ばすための方法と，おおまかにイメージしてしてください．

① 血液流量（quantity of blood: QB）を上げる

　血液透析における小分子物質の除去は半透膜（透析膜）を介した血液側と透析液側の濃度差を利用した拡散が主なメカニズムです．物質はこの濃度差によって自然に移動しており，一般的に分子量の小さいものほど拡散しやすく，したがって拡散によって除去される小分子尿毒素などのクリアランスを上げるためには半透膜を介してできるだけたくさんの血液と透析液を接触させて，両者間での交換率を上げればよいことになります．そのため，双方の流量である血液流量や透析液量をアップさせる方法は有効と考えられます．

　例えば，一般的な透析時間（4時間）で血液流量（QB）150mL/min と QB 200mL/min を比較した場合，

　ダイアライザを通過した血液量（総循環血液量＝QB×時間）は
- QB 150mL/min の場合では
　　150mL/min×60min×4時間＝36,000mL＝3.6L
- QB 200mL/min の場合では
　　200mL/min×60min×4時間＝48,000mL＝4.8L

CHAPTER 2 透析効率を上げるには？ ～単位時間透析効率編～

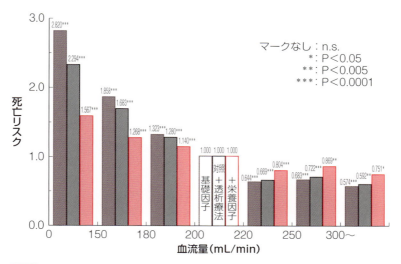

図1 血流量と生命予後
(日本透析医学会統計調査委員会. わが国の透析療法の現況 2009 年 12 月 31 日現在. 透析会誌. 2010. 83 より改変)

　QB 200mL/min のほうが QB 150mL/min よりトータルで 1.2L 多くダイアライザ内を通過して，多くなった血液の分，透析液側への拡散による物質の除去が増えることになります．

　血液流量と生命予後の関連を検討した報告では，基礎因子のみで検討した場合，血液流量が 200mL/min と比較し，220mL/min 以上で死亡リスクが低いことが示されました．透析療法因子・栄養指標による補正を加えると，低血流量群の死亡リスクは減少し，高血流量群の低い死亡リスクはやや増大するという結果になりました．これには，低血流量群の患者さんの中には低透析量や栄養状態不良などのもともと死亡リスクの高い人が一部に含まれること，高血流量群の患者さんの中には充分な透析量や良好な栄養状態など，もともと死亡リスクが低い人が一部に含まれることなどが影響していることが示唆されました．少なくとも，血液流量が 220mL/min の群では死亡リスクは低くなる傾向にあり，血液流量をアップさせることには長期的予後に対してプラスの効果があることが示されました．では，血液流量は高ければ高いほど良いのでしょうか？　この疑問点に関しては，目的とする除去物質によって少し考え

〔II 至適透析編〕

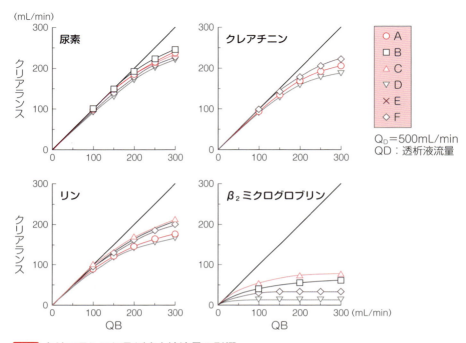

図2 クリアランスに及ぼす血液流量の影響
（斉藤 明, 他. 血液浄化の指針：新しい方向性. 東京：日本メディカルセンター. 1997; p.103-19 より改変）

方が異なります．

　図2 は透析処方編の CHAPTER 5 でも登場した，実際に血液流量が物質のクリアランスに与える影響を表したグラフですが，より詳しく見ていきたいと思います．

　この図から読み取れることは，尿素（分子量 60Da）やクレアチニン（分子量）などの分子量が小さい物質であれば，血液流量の増加に比例してクリアランスは直線的に上昇していきます．しかし，リン（リン酸：分子量 98）（分子量 113Da）ではその傾きが尿素に比べ鈍化し，中分子物質である β_2 ミクログロブリン（分子量 11,800Da）に至っては血液流量 200mL/min を超えて以降は低いクリアランスのままほぼプラトーに達してしまいます．これらの結果から，一般的に適切な血液流量は 200～300mL/min までとされています．日本透析医学会統計調査

CHAPTER 2　透析効率を上げるには？　～単位時間透析効率編～

結果の解析でも，200 以上 220mL/min 未満の血液流量を基準とした場合，250〜300mL/min 程度まで，より多い血液流量で死亡リスクが低下する可能性が示唆されています[1].

② 透析液流量（quantity of dialysis fluid: QD）透析液量を上げる

では透析液の流量（QD）を上げてみる場合はどうでしょうか．QD とは，透析膜を介して血液と接触させる 1 分間あたりの透析液流量を意味します．QD の増加は透析液側の物質移動抵抗を下げる（溶質の濃度差を大きくする）ことによって小分子量物質の除去を促進させます．理論的には血流量を上げるのと同じように，半透膜を介して血液と接触する透析液の量を増やすことになりますのでその分拡散による物質の除去が促進されることになります．QB と同様に，QD も最大の透析効率を引き出せるような値に設定される必要がありますが，維持血液透析患者においては，QB の約 3 倍の QD が理論上の最大溶質除去効率を達成できることを示した臨床成績の結果から，500mL/min が一般的です．図3 をご覧ください.

図3 から読み取れるのは，小分子量である尿素においては透析液流量の増加に伴って非常に早い立ち上がりで除去効率が上昇していきますが，ある一定の値（QD 500mL 前後）を超えたあたりでプラトーに達します．クレアチニンや，リン，β_2ミクログロブリンなどにおいても同様の傾向が見られ QD 500mL 以上ではクリアランスはほとんど上昇しません．ということは，β_2ミクログロブリンなどの分子量が大きな物質は血液流量（QB）や透析液流量（QD）をいくら上げても，拡散のメカニズムだけでは十分に除去されず，濾過などの別のメカニズムが必要ということになります.

透析の長期合併症を予防するためには中〜大分子物質の除去が必要不可欠になってきます．中分子以上の尿毒素除去の指標としてガイドラインには「最大間隔透析前血清β_2ミクログロブリン濃度が 30mg/L 未満を達成できるように透析条件を設定することを推奨する，そして最大間隔透析前血清β_2ミクログロブリン濃度 25mg/L を達成できるように透析条件を設定することが望ましい」と明記されています[2].

〔Ⅱ 至適透析編〕

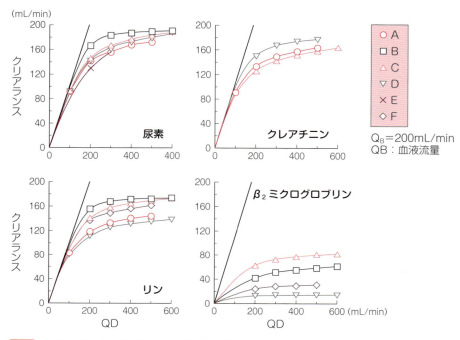

図3 クリアランスに及ぼす透析液流量の影響
(斉藤 明,他.血液浄化の指針:新しい方向性.東京:日本メディカルセンター.
1997. p.103-19 を改変)

　　近年の高機能ダイアライザでは内部濾過機能もかなり優れたものであり,その性能を充分に引き出すために効果的かつ理想的な透析液流量と血液流量の比は1:2以上とされ[3,4],血液流量を200から250とした場合,透析液流量は500mL前後が適切な流量と考えられます.これらの背景から,日本透析学会のガイドラインでもQ_B 200mL/minに対しQ_D 500mL/min以上を目標とすべきであるとされています[2].

③ ダイアライザの膜面積を上げる

では，中分子以上の尿毒素の除去効率をアップさせるにはどうすればよいのでしょうか？

ダイアライザの中には中空の細線維構造が約 1 万本，束になって存在していますが，これら中空糸の内腔の血液が接する面積全体を膜面積といいます．同じ素材の膜であれば膜面積が広い方がたくさんの拡散や濾過が起こる面積が広くなるということなので，除去効率がアップすることが予想されますが，その度合は小分子量物質と中分子以上の物質で異なります．

小分子尿毒素である尿素は血流依存性に除去率はアップしていきますが，そもそも分子量が小さいため拡散効率がよく，早々にプラトーに達するため膜サイズをアップさせても除去率はほとんど変わりません．

一方，中分子量物質の β_2 ミクログロブリンは膜面積をアップさせると，面積依存性に除去率がアップします（各社ダイアライザの性能表をご参照ください）．つまり，膜面積を上げるということは，特に中分子量以上の尿毒素物質のクリアランスを上げるという意味とほぼ同義にな

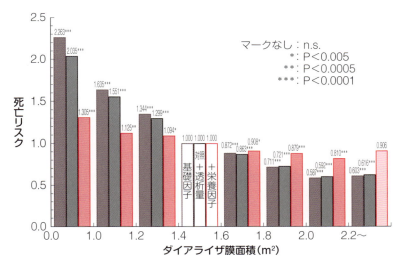

図4 ダイアライザ膜面積と生命予後
（日本透析医学会．わが国の透析療法の現況 2009 年 12 月 31 日現在．透析会誌．2010; 83 より改変）

〔II　至適透析編〕

ります.

　同じ膜面積でも，膜の素材の種類や厚さ，ポア（孔）サイズ，中空糸の充填本数などの違いによって，除去効率は異なりますので，患者さんのデータや各社ダイアライザの性能表などを参考に膜の種類や面積の選択をしていきます.

　日本の統計調査において，膜面積と患者さんの生命予後を検討したものでは，各種の背景因子で調節後も，膜面積が大きくなるほど生命予後が良好な（死亡リスクが低くなる）傾向が示されました 図4 .

　もちろん，膜面積だけを増やしても QB が少ない状況では除去効率も最大限には上がりませんので，膜面積を変更した場合は血液流量も同時に見直す必要があります（I透析処方編 CHAPTER 6 参照）.

④　透析時間を伸ばす

　24 時間 365 日，腎臓の糸球体では原尿が濾過され，尿細管・集合管では電解質や水分の出納が行われていますが，透析患者ではその機能がほぼ失われている状態です.　単純に，時間だけで考えると，1 週間＝24 時間×7 日＝168 時間，腎臓は休みなく働いているのですが，血液透析は週 3 回で 1 回 4 時間とすると，4 時間×3 回＝12 時間という，生体腎の約 1/14（12/168）の時間で 1 週間分の腎臓の働きをほぼ代替しなければならないということになります.

　透析膜や治療モードの技術進歩は時間あたりの透析効率をめざましく改変させてきました.　しかし，腎機能の稼働時間という視点でみると透析療法はごく一部の小分子尿毒素を除いては人間本来が持つ糸球体濾過のクリアランスには及びません.

　これまで，尿素やクレアチニンといった小分子量の尿毒素であれば，血液流量や透析液流量を上げることで除去効率が比例的に増加することがわかりました.　しかし，β_2 ミクログロブリンやミオグロビンといった比較的分子量の大きな尿毒素物質は一定の値（QB : QD＝200 : 500 mL/min）以降はクリアランスはプラトーに達してしまうこともわかっています.　では，そうした抜けにくい物質の除去効率を高めるために，次にできることといえば透析時間を延ばすことです.

94

CHAPTER 2 　透析効率を上げるには？　～単位時間透析効率編～

　中分子量物質の中でも $β_2$ ミクログロブリンは透析アミロイドーシスの原因病態であるだけでなく，生命予後にも直接関与していると考えられています 図5．このため，ガイドラインでも最大透析間透析前 $β_2$ ミクログロブリン＜30ng/mL を目標値としています．

　$β_2$ ミクログロブリンの除去効率アップのために透析時間延長を考える際のもう一つの根拠があります．図6 は間質・血漿中の $β_2$ ミクログ

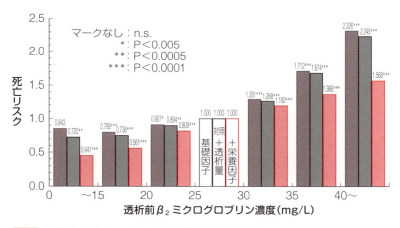

図5　透析前 $β_2$ ミクログロブリン濃度と生命予後
（わが国の透析療法の現況 2009 年 12 月 31 日現在．日本透析医学会誌．2010; 83 より改変）

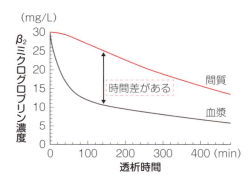

図6　間質・血漿中の $β_2$ ミクログロブリン濃度と透析時間との関係
（金 成泰．透析時間．In: 斉藤 明，他，編．血液浄化の指針 新しい方向性．日本メディカルセンター．1997. p129 より改変）

〔Ⅱ　至適透析編〕

ロブリン濃度と透析時間との関係をグラフにしたものです．血漿β_2ミクログロブリン濃度は初期には急速に低下したのち緩やかな低下を示すのに対し，間質のβ_2ミクログロブリン濃度の傾きは小さく時間依存的にゆっくりと直線的に低下していき，透析時間が長ければ長いほど血漿と間質の濃度差が少なくなります．つまり，間質のβ_2ミクログロブリン濃度の変化は，間質から血管壁を通過して血漿中に入るためにかかる分のタイムラグが生じます．このことからいえるのは，間質まで分布しているβ_2ミクログロブリンをはじめとした中分子量物質は，短時間の血液透析で除去できるものではなく，ある程度の長時間の透析を行うことによってしか除去効率がアップされないということで，少しでも透析時間を伸ばせばそれだけの効果があるということです．

　透析時間を延ばすということは，中分子だけではなく尿素などの小分子尿毒素のトータルの除去量も同時に増やしてくれます．つまり結果として，β_2ミクログロブリンクリアランスだけでなく，Kt/Vをはじめとしたその他の透析指標の改善にもつながるため，尿毒症病態の改善や十分な食事摂取を可能にします．

⑤ 透析のモードを変える （≒血液濾過の要素をプラスする）

　ここまでの説明では中分子量以上の尿毒素物質は，透析時間の延長や膜サイズのアップで対応してきました．しかし，根本的な性質として，分子量の大きな尿毒素は血液透析の拡散だけでは十分除去できず，濾過の要素を用いなければ除去されにくいということは繰り返し述べてきました．

　そこで，従来の血液透析（HD）に濾過の要素（HF）を追加した血液濾過透析（HDF）というメソッドが登場するのですが，これについてはⅡ至適透析編 CHAPTER 3でくわしく解説したいと思います．

96

CHAPTER 2 透析効率を上げるには？ ～単位時間透析効率編～

▌まとめ

　尿毒素物質の除去効率を考える場合，尿素窒素やクレアチニンなど小分子の毒素，β_2ミクログロブリンやα_1ミクログロブリンといった中分子以上の毒素，といった分子量という別の視点でも考える必要があることを述べてきました．つまり，除去したいものの分子量によって前掲 表2 の①～⑤の中でも選択すべき方法が異なり，それぞれ効果が高いものからそうでもないものまでがあるのです．

　それではこの CHAPTER の最後に，尿毒素の分子量という視点で再分類して，どのパラメータの調節が除去効率のアップに有効かを見てみましょう 表3 ．

表3 パラメータ調節と除去効率

方法 ＼ 分子量	小分子物質	中-大分子物質
① QB を上げる	◎	△
② QD を上げる	◎	△
③ 膜面積を上げる	◎	○
④ 透析回数・時間を増やす	◎	◎
⑤ 透析のモードを変える	△	◎

◎効果高い： ○効果あり： △効果少ない

　△～◎は効果のイメージですので，除去効率の絶対値を比較したものではありません．除去効率を上げたい物質の分子量に応じて適切なパラメータを選んで調節していきましょう．

● 参考文献

1) 鈴木一之，他．血液透析条件・透析量と生命予後 日本透析医学会の統計調査結果から．透析会誌．2010; 43: 551-9.
2) 日本透析医学会．維持血液透析ガイドライン：血液透析処方．透析会誌．2013; 46: 587-632.
3) Hauk M, et al. In vivo effects of dialysate flow rate on Kt/V in maintenance hemodialysis patients. Am J Kidney Dis. 2000; 35: 105-11.
4) 日本透析医学会．透析処方関連指標と生命予後．図説わが国の慢性透析療法の現況（2009年12月31日現在）．日本透析医学会．2010; 66-89.

CHAPTER 3

透析効率を上げるには？
～透析モード編～

● 中分子以上の透析効率をさらに上げるには？

　尿毒素の中には分子量 500Da 以上の中分子物質と呼ばれるものや，分子量は 500Da 以下ではあるが血液中でアルブミン（分子量 66,000 Da）などの蛋白質と結合している物質があります．透析による除去を考えた場合，血漿蛋白と結合しているということはその物質自体が小分子物質であっても結合している蛋白質の分の分子量が大きなものとなりますので，除去効率は遊離型の尿毒素に比べると格段に低下します．さらに，本来であれば薬物のほとんどは血中のアルブミンと結合して血中に存在しますが，蛋白結合型尿毒素が増加するということはこれら薬剤が結合すべきアルブミンなどが奪われてしまい遊離型の薬剤が結果的に多く血中を循環することになります．これが腎不全患者にとって薬物毒性のリスクを上げる要素でもあります．こうした物質を除去するためには非常に限られた High Flux な血液透析が必要です．長期合併症を予防するためにはこうした中-大分子物質の除去が必要不可欠になってきます．中分子以上の尿毒素除去の指標として β_2 ミクログロブリンの目標値だけはガイドラインに「最大間隔透析前血清 β_2 ミクログロブリン濃度が 30mg/L 未満を達成できるように透析条件を設定することを推奨する，そして最大間隔透析前血清 β_2 ミクログロブリン濃度 25mg/L を達成できるように透析条件を設定することが望ましい」と明記されています[1]．

　これまで述べてきたように，β_2 ミクログロブリンなどの分子量が大きな物質は拡散のみでは充分に除去できず，濾過によってより効率的に除去されることがわかっています．前の CHAPTER 2 では次に示す透析効率アップのパラメータのうち，①～④を確認しました．①～③は単

CHAPTER 3 透析効率を上げるには？ ～透析モード編～

位時間あたりの透析効率を伸ばす方法で，④・⑤は透析のスケジュールや透析方法（装置）そのものを変える方法でした．

表1 透析効率アップのためのパラメータ（再掲）

① 血液流量（quantity of blood: QB）を上げる
② 透析液流量（quantity of dialysis fluid）を上げる
③ ダイアライザの膜面積を上げる，膜の素材を変える
④ 透析時間を延ばす，透析の回数を増やす
⑤ 透析のモードを変える（≒血液濾過の要素をプラスする）

（日本透析医学会．維持血液透析ガイドライン：血液透析処方．透析会誌．2013; 46 より改変）

中分子量以上の尿毒素の除去効率を上げるために，まずは時間依存性に除去率が上昇する性質を生かして④の透析時間を延長します．そしてさらに除去効率アップを目指すとき，⑤透析のモードを変える（≒血液濾過の要素をプラスする）を選択します．つまり，これまでのHD（血液透析）に，HF（血液濾過）の要素を追加したHDF（血液濾過透析）というメソッドです．

HDFはHDと同じ程度の小分子物質除去能を保ちながら，さらにHFが得意とする中分子量以上の尿毒素物質の除去能力を併せ持つ性質があります．

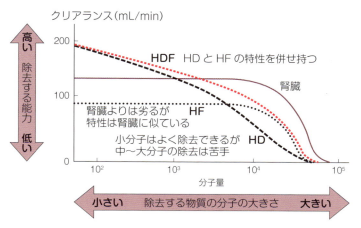

図1 HD，HF，HDFにおける分子量と除去効率の関係

〔II　至適透析編〕

　本 CHAPTER では，近年選択できる施設が多くなってきたオンライン HDF を中心に解説します．

オンライン HDF とは

　HDF そのものは血液透析（HD）に血液濾過（HF）の要素をあわせたものです．HF は透析液を使用せず限外濾過と電解質や緩衝剤を含む補充液による血液置換＋大量濾過で溶質の除去を行う方法で，透析膜を介した圧較差によって水分とそれに伴って移動する溶質を血中から除去し，除水量を差し引いた分の容量を補充液として血液中に注入して患者さんに返血します（詳細は I 透析処方編 CHAPTER 4「透析のモード」参照）．

　従来の HDF では（特に前希釈の場合は）患者さん個別に，補充液を大量に調製する必要がありました．補充液の組成は透析液とほぼ同じですので，オンライン HDF では補充液として清潔な透析液を用いて血液回路に注入する方法です．これによって，そのつど補充液を個別に調整する必要がなく，さらに大量に使用することができ，かつ，一度に多くの患者さんに HDF を施行できるメソッドとして開発されました．

　2012 年の診療報酬改定でオンライン HDF が保険収載されたことによりオンライン HDF を実施する施設が増加傾向にあります．日本透析医学会の統計によると 2014 年末の時点でオンライン HDF の施行人数は 6,315 人とオフライン HDF 36,090 人と比較してもまだ少数派ですが今後増加してくることが予想されます．オンライン HDF の補液方法としては前希釈法が 91.8％，後希釈法が 8.2％とほとんどの症例が前希釈法で行われています．平均の補充液量は前希釈で 39.6L／回，後希釈法で 8.0L／回となっており，大量の補充液の調製が可能なオンライン HDF では前希釈法でのメリットが高いと考えられます．

オンライン HDF によるのメリット・効果

　オンライン HDF の臨床的効果として，2 つのメカニズムが考えられます．

CHAPTER 3 透析効率を上げるには？ ～透析モード編～

① 中分子量以上の溶質除去効果アップ
② 大量補液による効果

HDF のメリットその①
中分子量以上の溶質除去効果

HDF では，中分子量尿毒素（分子量 100～1,500Da）や，低分子蛋白の除去に優れ，それらが原因となって起こると考えられている症状の改善が報告されています．

これまでに透析患者の合併症や予後との関連が報告されている代表的な物質として，β_2ミクログロブリン（分子量 11,800Da）やα_1ミクログロブリン（分子量 33,000Da）などがあります．骨関節痛や末梢しびれ感，レストレスレッグス症候群の原因はβ_2ミクログロブリンを始めとした透析アミロイドーシスや，β_2ミクログロブリン以上の大分子量尿毒素が原因であると考えられています．近年の研究ではα_1ミクログロブリン領域までの中分子尿毒素の積極的な除去により，瘙痒感やイライラ感の改善，骨・関節痛や末梢のしびれ感の改善，レストレスレッグス症候群の改善，ESA 抵抗性貧血の改善などが報告されています[2]．Sakurai らはα_1ミクログロブリンの除去率 35％以上の患者さんにてレストレスレッグス症候群の症状が格段に改善することを報告し[3]，Hoshino らはβ_2ミクログロブリン除去率80％以上で透析アミロイドーシスによる手根管症候群の発症リスクを低減できる[4, 5] ことなどを報告しました．

HDF で ESA 抵抗性貧血が改善するメカニズムとしてはまだ完全には明らかにはなっていませんが，血中の造血阻害物質が大量の濾過によって除去されるためと考えられています．ESA 抵抗性貧血やアミロイドーシスの予防，瘙痒感イライラ感の改善などの効果が現れるα_1ミクログロブリンの除去率は 20～40％（Alb 漏出量 1.5～4g／回）が必要と言われています．

図2 にα_1ミクログロブリン除去率とそれぞれの合併症の改善の閾値，そしてそれに伴うアルブミン漏出量をグラフ化したものを示します．

JCOPY 498-22450

101

〔II　至適透析編〕

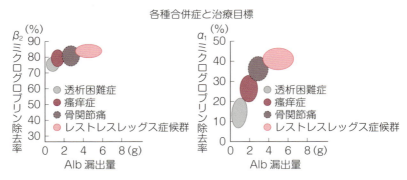

図2 β_2ミクログロブリン・α_1ミクログロブリンの目標除去率とアルブミン漏出量
（土田健司．オンラインHDFの基礎と臨床：透析患者の予後と合併症の改善を目指して．東京：メディカ出版．2017; 33 より改変）

～アルブミン漏出に注意～

　種々の症状を抑えるには，α_1ミクログロブリン領域までの毒素をできるだけ多く除去する必要があります．α_1ミクログロブリンの除去量は中空糸膜の側孔のサイズ（膜の種類）と補液量に依存しますが，α_1ミクログロブリン（33,000Da）とアルブミン（66,000Da）の分子量は比較的近似しており，アルブミンを失わずα_1ミクログロブリンのみを除去することは現実的に不可能です．大量補液＋濾過を行うHDFでは，HDと比較するとアルブミンなどの漏出が増えてしまうという点に注意が必要です．一般的にHDF1回あたりのアルブミン漏出量は3～6gと言われています．α_1ミクログロブリンの除去率とアルブミン漏出量は正の相関を示し，α_1ミクログロブリン除去率35％以上を目指すときは少なくとも4g以上のアルブミンも抜けることになります[3]．α_1ミクログロブリンなどを積極的に除去したい反面，せっかく分子量の大きい尿毒素をとり除いても同時にアルブミンを失ってしまっては（とくに低栄養傾向がある患者さんの場合）元も子もありません．アルブミン値と生命予後には強い相関があるため，HDFでアルブミン値が低下してしまう場合は，アルブミン漏出量を下げるような条件設定に変えなければなりません．そうした場合は除去量を最小限担保しつつ，アルブミン漏出の少ない（アルブミンのふるい係数が少ない）ヘモフィルターを選択するなどの対応をします．

CHAPTER 3　透析効率を上げるには？　～透析モード編～

　ちなみに，アルブミン「漏出」というネガティブな言葉が使われていますが，栄養が十分に取れている患者さんであれば酸化したアルブミンが除去されてむしろ体内でのアルブミンの再生を促し，アルブミン代謝の回転速度を上げるといった意義もあります．また，血中ではアルブミンに結合して存在する（＝拡散によって除去されにくい）蛋白結合型尿毒素をアルブミンもろとも除去するという側面もありますので一概にデメリットばかりとは言えませんが，もともとアルブミン含めた栄養状態が低めの患者さんではやはりアルブミン漏出は少しでも減らしたいものです．

HDF のメリットその②
大量補液による効果（≒透析困難症の改善）

　HDF では血漿浸透圧とほぼ同等の補充液を持続的に補充することから血漿浸透圧の変化も少ないため，循環動態は HD に比べ安定しています．このことから，ドライウェイトを調節し，かつ透析間体重増加を抑えて単位時間あたりの除水量を抑えても，プラズマリフィリングの問題から血圧が下がってしまう患者さんには透析中の血行動態安定化のために HDF が選択されることがあります．それ以外にも，通常の血液透析に耐えられない心不全や低血圧尿毒症性心膜炎などの心疾患や緑内障，脳浮腫，眼底浮腫などのやはり急激な循環動態の変化を防ぎたい場合などにも使用されます．

　HDF がもつ循環動態安定性のメカニズムとしては次の 3 つが挙げられます．

① 血漿浸透圧の維持
　　とくに前希釈の場合，小分子物質の除去効率が低い（溶質の移動が起こりにくい）ことによる血漿浸透圧の急激な変化の予防
② 血漿温度の冷却
　　交感神経の賦活化による生体の血圧維持システムへの刺激
③ 電解質補充
　　心収縮力の維持・脈拍の安定化　等

（櫻井健治．種々の患者に対する至適条件の設定法．Clin Eng. 2016; 27: 651-6 より改変）

〔II　至適透析編〕

オンライン HDF における透析効率をさらに上げるには？

　　HD と同じく，HDF においても透析効率をアップさせるための条件が存在します．

　　基本的には HD とほとんど同じです．特に，小分子物質の除去効率アップのやり方は，HD と同様です．

　　HDF を選択している時点で，中分子以上の尿毒素を除去効率を上げたい，あるいは透析困難症に対して介入したいといった目的があります．HDF では濾過の要素が追加されていますので，濾過量（≒補液量 or 補液方法）も調節可能なパラメータになります．

中分子量（β_2ミクログロブリン）以上の物質除去効率をさらに上げるには？

・K（クリアランス）に関与する因子
　❶ 血液流量（quantity of blood: QB）を上げる
　❷ 補液量（Qs）を上げる
　❸ フィルターの膜面積を上げる，膜の素材を変える
・t に関与する因子
　❹ 透析時間を延ばす，透析の回数を増やす

　　❶に関しては，より多くの血液を流して圧をかけて濾過をたくさん起こせばその分除去量もアップします．❷中分子量以上の物質除去を上げる際は透析液流量（QD）ではなく，濾過量を増やす（＝補液量（Qs）を上げる）ことが有効です．基本的には血流量を上げることと同じベクトルの効果ですが，補液量を増加させた分，膜を介した限外濾過量が増えるため，それに伴って大分子物質の除去量が多くなります．ここが HD との違いです．❸中分子量以上の除去性能が高いフィルターにすると膜孔が広くなるので，大分子量物質が抜けやすくなります．また，膜面積を上げると，濾過する面積が増えたぶん限外濾過が起こり，除去量アップが望めます．日本透析医学会の統計調査では，膜面積 $1.4\sim1.6\text{m}^2$ を

104

基準にすると，それより小さい膜面積では死亡リスクがやや高く，1.4以上では死亡リスクは変わらなかったことが示されています[6]．中分子量以上の物質除去アップを狙って HDF を選択する以上，その目的にかなった充分な膜面積を用いることが大切です．しかし，前 CHAPTER でもふれましたが，中分子量以上の物質除去効率を上げれば上げるほど，同時にアルブミンの漏出も増加しますので，この点は注意が必要です．

内部濾過促進型ダイアライザとオンライン HDF

現在わが国で使用されているダイアライザは透水性能や小分子物質除去性能に限ってみればそれほど大きな差異は見られません．また，近年のダイアライザは透水性能がかなり高いため，同じダイアライザの内部で透析液が透析膜を介して血液側へ流入する「逆濾過」といわれる現象が生じます．逆濾過のメカニズムとして，血中の蛋白質による浸透圧（コロイド浸透圧）によってダイアライザの内部で膜間圧力差（transmembrane pressure: TMP）が正から負に転ずるポイントがあります．そのポイント以降のダイアライザの内部では逆濾過現象によって透析液が膜を介して血液側へ流入します．

たとえば，4 時間の透析で 2,000mL の除水をする患者さんの場合，血液側から 2,000mL 水分が一方的に透析液側に濾し出されているのではなく，図3 のようにダイアライザの静脈側では透析液の方が血液の中に入ってきます．膜間圧力差が負に転ずるポイントよりも動脈側では，逆濾過によって血液側に入ってくる予測量と，本来予定している除水量の合計が濾過されるようになっています．

透析液が血液に入る速度が 35mL/min 以上となるように設計された透析器を内部濾過促進型透析器と呼びます．先ほどの患者さんでは 4 時

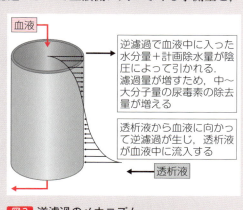

図3 逆濾過のメカニズム

〔Ⅱ　至適透析編〕

> 間の透析で 35mL/min×60 分×4 時間＝8,400mL もの透析液が血液中に入り，本来の除水量 2,000mL と合わせると合計 10,400mL もの濾過がダイアライザ内で生じることになり，中〜大分子の尿毒素がその濾過によって除去されることになります．一般的なオンライン HDF の補充液量が 40L/回前後であることを考えると，HDF の半分とまではいきませんがハイパフォーマンスダイアライザを用いた通常の HD でもある程度の濾過を同時に行っていることになります．

前希釈が良いのか？　後希釈が良いのか？

　一言で言うと，どちらも一長一短です．

　前希釈 HDF ではヘモダイアフィルターのも入る手前の A チャンバーから補充液を入れて希釈する方法です．血液が希釈により溶質濃度自体が薄くなるため，透析液との濃度勾配が低下して拡散による小分子クリアランスは低下します．また，濾過前に希釈されることによって濾過を受ける血液総量は増加しますが，血液の溶質濃度が薄まっているため濾過による中〜大分子物質のクリアランスも少し落ちます（逆にアルブミン漏出量は少なくなります）．しかし，オンライン HDF では大量に補充液が使えるため，多少血液が薄まっていようが十分な時間をかけて大量補液＋濾過を行うことでクリアランスも担保できると考えられます．蛋白結合型尿毒素である p-クレゾールはむしろ前希釈 HDF が最も優れているという報告もあります[7]．また，Vanholder らによる尿毒素の分類[8]において，代表的な尿毒素物質であるレプチンは中分子物質であると同時に蛋白結合型尿毒素としても分類されており，前希釈 HDFがこうした低分子蛋白の除去は優れていると考えられます．前希釈法ではヘモフィルターに希釈された状態の血液が流入するため，後述する膜孔の目詰まり（ファウリング）が起こりにくいという特徴もあります．

　希釈法の違いによる栄養状態に対する影響について，Masakane らは前希釈 HDF，後希釈 HDF で比較し，前希釈 HDF の方がアミノ酸喪失が少ないことを示し，Mizuguchi らは前希釈の方が α_1 ミクログロブリンとアルブミンの分離が容易であることを報告しています[9]．これらのメカニズムとしては，これも前希釈により大量の補液が使用される

CHAPTER 3 透析効率を上げるには？ ～透析モード編～

ため，小分子クリアランスは落ちるものの，結果としてアミノ酸やアルブミンの喪失も抑えていることが考えられます[9]．

　後希釈法の長所としては，まずヘモフィルター内で予定除水量分の限外濾過＋補液分の濾過を行い，その後に濾過した分だけ補液するので，補充液量が少なくてすみます．オフライン HDF で補充液をそのつど調整している場合などは，利点としてあげられます．また，患者さんから脱血してきた血液を希釈せずに（中分子物質も濃度が高い状態で）ダイレクトに濾過をかけられるので，濾過による除去効率も前希釈法に比べて高いことが特徴です．しかしそのためには大量の濾過に耐えうる十分な血液流量が必要となるため，QB は最低でも 250mL/min 以上は必要です．また，後希釈法の欠点としてフィルター内で必然的に血液濃縮が起こってしまいます．その結果，血中の中～大分子量のさまざまな物質やアルブミンなどが濾過によって膜表面に押し付けられて集合体をつくり，膜孔にゲル状の「濃度分極層」という物体が形成され，膜が目詰まり（ファウリング）してしまい，膜間圧較差（trans membrane pressure: TMP）の上昇と物質の透過性低下が起こります．この状態が続くとせっかくの HDF なのに除去効率そのものが悪化してしまいます．

表2 希釈法による違い

	前希釈法	後希釈法
補充液必要量	20～100L/回	5～20L/回
拡散効率	やや落ちる	高い
濾過効率	やや落ちる	高い
ファウリング	起こりにくい	起こりやすい
血液流量（QB）	低 QB でも可	高 QB 必要
アルブミン漏出	少ない	多い

　日本では前希釈法が 95％，後希釈法が 5％と，圧倒的に前希釈法が多く選択されています．

〔Ⅱ　至適透析編〕

● 参考文献

1) 日本透析医学会. 維持血液透析ガイドライン: 血液透析処方. 透析会誌. 2013; 46: 603.

2) Yamashita AC, et al. Clinical effect of pre-dilution hemodiafiltration based on the permeation of the hemodiafilter. Contrib Nephrol. 2015; 185: 1-7.

3) Sakurai K. Biomarkers for evaluation of clinical outcomes of hemo-diafiltration. Blood Purif. 2013; 35 Suppl 1: 64-8.

4) Hoshino J, et al. Carpal tunnel surgery as proxy for dialysis-related amyloidosis: results from the Japanese society for dialysis therapy. Am J Nephrol. 2014; 39: 449-58.

5) Hoshino J, et al. Significance of the decrease risk of dialysis-related amyloidosis now proven by results from Japanese nationwide surveys in 1998 and 2010. Nephrol Dial Transplant. 2016; 4: 595-602.

6) 鈴木一之, 他. 血液透析条件・透析量と生命予後 — 日本透析医学会の統計調査結果から — 透析会誌. 2010; 43: 551-9.

7) Bammens B, et al. Removal of the protein-bound solute p-cresol by convective transport: a randomized crossover study. Am J Kidney. 2004; 44: 278.

8) Vanholder R, et al. Review on uremic toxins: classification, concent-ration, and interindividual variability. Kidney International. 2003; 63, p.1934-43.

9) 水口 潤 低分子量蛋白領域の尿毒症物質除去とアルブミン損失. 腎と透析 65 別冊ハイパフォーマンスメンブレン '08. 2008. 8-12.

CHAPTER 3　透析効率を上げるには？　～透析モード編～

● 私の透析研修③

「優しい」のと「甘い」のは違う

　ことに駆け出し腎臓内科の場合，透析について教科書でほんのちょっと学んだ時間よりもはるかに長い時間を患者さんは透析と向き合っています．場合によっては透析歴何十年という大ベテラン患者さんもいます．そうした患者さんは細かいことは別にしても，明らかに自分よりも透析について実体験に基づいた知識もたくさんもっています．例えば，その日の体調や血圧に合わせて除水速度や透析液の温度の相談を看護師さんや技師さんと相談したりしている患者さんもいて，傍で見ていて本当に勉強になることばかりでした．

　これは，本当にダメなことですが，腎臓内科医になりたての頃はそういう患者さんに気後れしてしまってデータのことや透析間の体重の増加についてやんわりとしか指摘できない時期がありました．患者さんに「透析のこともよくわかってない若造のくせにあれこれうるさい奴だな」と嫌われたくなかったので．でも，そうしたことが続くと，患者さんに本当に必要な情報が伝わらないばかりか，ちゃんと診てくれていない（頼りない）という不信感まで生じてしまうことになりかねません．担当医を変えてほしいとハッキリ言う患者さんもいるくらいですから．

　ある時，私の担当患者さんに，透析間の体重増加が多く，カリウムやリンの値がいつも高い患者さんがいました．その担当になった腎臓内科なりたての私は「ちょっとだけリンが高いですね」とか「少し塩分が多そうですね」といった弱気な注意しかできないでいました．それを見つけた指導医からガツンと一言，「お前，ちゃんと患者を叱れないんだったら担当医をやめろ！いつでも部長に言って患者を取り上げてもらうからな」と言われました．その夜，凹んでいる私をその指導医が飲みに連れ出してくれ，「注意すべきことをキッチリ注意できないのは，「優しい」んじゃなくて「甘い」だけ．初めて透析患者を受け持ったときは，医者よりも患者の方が自分の体や透析についてよくわかっているのは最初はみんな同じだよ．でも，患者を叱るっていうことは感情的に怒るのではなくて，本気でその患者の体のことを心配しているからこそできることなんだから．逆に患者を叱れないってことは真剣に診てないって証拠だ」と言われ，今でもその言葉は思い出します．「語調は柔らかくても，しっかり指摘することは指摘する」というアタリマエのことですがそれすら身につけるのに苦労していたダメな研修医でした．

　こうして原稿を書きながら研修医時代の恥ずかしい失敗談を数多く思い出していますが，そのときよりはいくらか成長している……（はず）．

JCOPY 498-22450

109

CHAPTER 4
至適透析における血圧管理

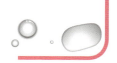

● はじめに

　透析中の血圧低下は，患者さんが感じる症状の中でも最も不快なものの一つです．至適透析を達成するには，効率的な物質除去も当然大切ですが，一回一回の透析治療が安全に，かつ，安定して繰り返されることが大前提です．また，透析中の急激な血圧低下や透析後の起立性低血圧はそれら単体でも生命予後を悪化させる因子であることもわかっています[1,2]．透析中の血圧管理は医学的視点・患者さん視点の両方で，至適透析達成にとって大切な管理指標なのです．至適透析の客観的指標にも水分・塩分や透析間体重増加の管理，適切なドライウェイトの設定がありました．

表1 至適透析のための客観的管理指標（再掲）

至適透析の条件	管理指標
透析量が十分に確保されている	Kt/V，透析時間
中分子尿毒素も十分に除去されている	$β_2$ミクログロブリン濃度
水分・塩分管理が良好である	透析間体重増加量の管理，除水量
最小限の薬剤で血圧の管理ができている	ドライウェイト調節，降圧薬調節
最小限の薬剤でリンやその他電解質の管理ができている	生化学データ
アシドーシスが十分に補正されている	血液ガスデータ
食事から必要かつ十分な蛋白質とエネルギーが摂取されている	n-PCR，TACBUN
貧血の管理が良好である	血算データ，鉄代謝データ

　「透析関連低血圧」とは透析の開始前とその後で収縮期血圧が20mmHg以上の低下，あるいは症状を伴って平均血圧が10mmHg異常低下する場合と定義されています[3]．透析中の血圧低下は，気分不良，嘔吐，意識消失，腹痛，下肢痙攣など患者さんにとって非常につらい症状を引き

CHAPTER 4 　至適透析における血圧管理

起こし，患者さん視点での（主観的な）至適透析の達成も著しく妨げる
要因です．透析関連低血圧の原因には，不適切なドライウェイト設定や
急激な除水による循環血漿量の減少，心機能低下，自律神経機能障害な
どがあり [4]，早急に原因を究明して対応する必要があります．

　透析中の血圧低下によって，目標ドライウェイトまで達しない，ある
いは十分な透析量が確保できない状態が「透析困難症」と呼ばれる病態
です．

透析中の血圧低下を防ぐには

　I 透析処方編 CHAPTER 8 の「ドライウェイトの考え方」では，透
析における除水と体内の水分動態の変化，神経体液性因子の血圧維持シ
ステムについて理解し，どのようにドライウェイトを設定するのかを解
説しました．透析中に血圧が下がる場合，その血圧維持システムのいず
れか（あるいは複数）を阻害する因子があり，血圧が下がっている可能
性があります．まず血圧維持システムの因子のひとつひとつに対して確
認・介入していくことで透析中の血圧低下を減らすことができます．

　透析中の血圧低下において，おそらく最も多い理由としては「不適切
なドライウェイト設定」です．もちろん，ドライウェイト以外でも様々
な原因によって透析中の血圧が低下するのですが，私たちがまずできる
ことは，その患者さんのドライウェイトが適正範囲に設定されているか
を各評価項目（「ドライウェイトの設定のための指標」P61 を参照）を
用いて何度も見直すことです．ドライウェイトは同じ患者さんの中でも，
季節や食事形態の変化，透析以外での疾病による入院等々，様々な理由
で刻一刻と変化しているため，常に気を配らなくてはいけません．

　そして，ドライウェイトが適正であることが確認できたら，今度は
単位時間あたりの除水量が大きくなっていないかを透析間体重増加で
チェックします．

JCOPY 498-22450

111

〔II 至適透析編〕

透析間体重増加量の管理

基本的な考え方

　透析間の体重増加が多いことが体に与える弊害としては，まず体液量過剰による心負荷からの心不全や，血圧上昇からの心血管イベントのリスクなどが挙げられます[5, 6]．ドライウェイトが適切に設定できていても，透析間体重増加が多い場合は1回の透析で除水しなければいけない量が多くなり（単位時間あたりの除水量が多くなり）急激に血圧が下がることが起こりやすくなります．これが心臓をはじめとした臓器血流に与えるダメージは甚大で，かつ，患者さんには気分不良や吐き気，失神など極めてつらい症状が出現します．

　1回の透析での体重減少率（総除水量）がドライウェイトの6%以上の場合，2〜4%の患者さんと比較し死亡リスクが有意に上昇することがわかっています[7]．日本のガイドラインでは透析間体重増加は1日空きの場合は基礎体重の3%以内，2日空きの場合は6%以内とされています[8]．これは同じガイドライン内にある平均除水速度目標15mL/kg/Hr以下とほぼ同じ意味になります．筆者は研修医時代，1日空きは3%以内，2日空きは5%以内にするように指導医から教えられました．特に2日空きのときはだいたい週末なので，患者さんは外食（塩分過多）したりすることも多く，週明けの体重は増えがちなので，「5%」と思って気をつけていて結果的に6%くらいになるという経験則です．

　透析患者さんの体液の状態は，食塩摂取量，飲水量，尿量，透析による除水量などさまざまな因子によって規定されますが，そのうち患者さんにコントロールしてもらうのは，塩分摂取量と飲水量です．そして，この2つの因子には管理の優先順位があります．

まずは塩分制限

　透析間の体重増加を減らすために最も優先すべきは，塩分摂取量です．実際に患者さんに気をつけてもらうのは調味料や出来上がった料理に含まれる食塩（NaCl）の量です．

　慢性腎臓病の食事摂取基準2014年版では，透析期の患者さんの1日

CHAPTER 4　至適透析における血圧管理

表2 透析患者における食事摂取基準

ステージ5D	エネルギー (Kcal/kgBW/日)	蛋白質 (g/kgBW/日)	食塩 (g/日)		水分	カリウム (mg/日)	リン (mg/日)
血液透析 (週3回)	30〜35 [注1, 2]	0.9〜1.2 [注1]	<6 [注3]		できるだけ少なく	≦2,000	≦蛋白質 (g)×15
腹膜透析	30〜35 [注1, 2, 4]		PD除水量(L)×7.5＋尿量(L)×5		PD除水量＋尿量	制限なし [注5]	

注1）体重は基本的に標準体重（BMI＝22）を用いる.
注2）性別，年齢，合併症，身体活動度により異なる.
注3）尿量，身体活動度，体格，栄養状態，透析間体重増加を考慮して適宜調整する.
注4）腹膜吸収ブドウ糖からのエネルギー分を差し引く.
注5）高カリウム血症を認める場合には血液透析同様に制限する.

（日本腎臓学会，編. 慢性腎臓病の食事摂取基準2014年版. 日腎会誌. 2014; 56: 553-99）

塩分摂取量は6g以下とされています.

塩分を減らすために減塩醤油やだし割り醤油，ポン酢などを使っている患者さんも多くいらっしゃいますが，実際それらを使うことでどれくらいの塩分が控えられてるのかイメージがわかない，という声もよく聞かれます. 各種の調味料に含まれている食塩量はそれぞれの食品成分表に書かれている以外にもインターネットやパンフレットなど，様々な形で比較表を見ることができます **表3** .

表3 各種調味料に含まれる塩分

おもな調味料	小さじ1あたり（g）	食塩相当量（g）
こいくちしょうゆ	6	0.9
うすくちしょうゆ	6	1.0
赤味噌	6	0.8
味噌	6	0.7
ウスターソース	6	0.5
中濃ソース	6	0.3
ポン酢	5	0.5
トマトケチャップ	5	0.2
マヨネーズ	4	0.1
フレンチドレッシング	5	0.2
中華ドレッシング	5	0.3
ごまドレッシング	5	0.2
ノンオイル和風ドレッシング	5	0.4
ノンオイル梅ドレッシング	5	0.3

（日本腎臓学会承認サイト. Jinzou.net ホームページより改変）

〔Ⅱ　至適透析編〕

　まず大切なのは，調味料を使う際には計量する習慣をつけるということです．目分量での回しがけなどはどうしても使用量が多くなりがちです．また，同じ醤油でもだし割りのものを使ったり，唐辛子や胡椒，酢などの辛味や酸味を活かした塩分を使わない味付けの仕方をアドバイスします．

　また，「塩分は1日6g以下にしようと思っても，食品パッケージの裏についている食品成分表をみてもナトリウム○○mgと書いてあるだけで，実際の食塩量にすると何グラムなのかがわからない」といった質問もよくあります．
　食塩（NaCl）はナトリウム（Na分子量23）とクロール（Cl分子量35.5）の化合物で，1molで58.5gの質量になります．食塩が58.5g（1mol）あったとしたら，そのうちナトリウムが占める割合は23gになります．食塩が1gあれば，その中のナトリウム量は1g×23/58.5＝0.39g＝390mgになります．
　逆に，ナトリウム量（gやmg）から食塩量に換算するときは，ナトリウムの値を58.5/23＝2.54倍すればそれが食塩換算量になるのです．

　あるカップ麺の成分表を例に考えてみましょう．
　ナトリウム1.8gと書いてあります．このカップ麺をスープまで飲んでしまうと，ナトリウム1.8g×2.54＝4.57gもの食塩（NaCl）を摂ってしまうことになります．

表4 あるカップ麺の成分表例

標準栄養成分表
1食（83g）当たり

エネルギー：	405kcal
蛋　白　質：	9.1g
脂　　　質：	20.1g
炭 水 化 物：	47.1g
ナトリウム：	1.8g
（めん・かやく 0.9g）	
（スープ 0.9g）	
ビタミンB₁：	0.47mg
ビタミンB₂：	0.20mg
カルシウム：	123mg

（食塩相当量：4.6g）

　次はあるレトルトの減塩味噌汁の成分表です．
　親切に食塩（NaCl）相当量も書いてくれていますが，あえて計算してみると，

114

CHAPTER 4 至適透析における血圧管理

ナトリウム 436mg×2.54＝1,107 mg≒1.1g（NaCl）となり，表示されている食塩相当量と合致します．

ちなみに，輸液計画を組むときは mEq という単位をよく使います．考え方は同じです．

食塩（NaCl）は Na（分子量 23）と Cl（分子量 35.5）の化合物で，1mol で 58.5g の質量です．食塩 1g 中に含まれる Na（mEq）を計算すると，食塩 1g＝1/58.5＝0.017mol＝17mmol＝17mEq となり，NaCl は体内で 1：1 で Na^+ と Cl^- に電離して存在するので食塩 1g には 17mmol（17mEq）のナトリウムイオンが含まれることになります．

血清ナトリウムイオン濃度は体内では 140mEq/L 前後で維持されているため，約 8.2g（17mEq×8.3g＝139mEq）の食塩を摂取すると，摂取した 139mEq のナトリウムイオンが体内に存在するために溶媒として約 1L の水が必要になります．つまり，仮に尿が全く出ない患者さんの体重が 1kg 増えていたら 8.2g の食塩を摂取したと考えることができるのです．

この考え方を利用して，患者さんの 1 日の塩分摂取量を大まかに算出できます[9]．

食塩摂取量（g/日）
＝（透析間体重増加量 kg×8.2g）÷（透析間日数＋1 日）

他にも塩分摂取量を計算する式として，血清ナトリウム値から算出する木村の式があります[10]．

透析間ナトリウム摂取量（mmol）
＝［週 2 回目透析前 Na（mEq/L）×｛基礎体重×0.6（kg）＋体重増加量（kg）｝］－［週 1 回目透析後 Na（mEq/L）×｛基礎体重×0.6（kg）｝］……①
透析間食塩摂取量（g）＝①×58.5/1,000（g）……②
食塩摂取量（g/日）＝②÷2 or 3（透析間日数）

どちらの式で計算しても良好な相関が認められることが確認されてい

表5 ある減塩味噌汁の成分表例

栄養成分 1 袋（6.5g あたり）	
エネルギー	24kcal
蛋白質	1.4g
脂質	0.7g
炭水化物	2.8g
ナトリウム	436mg
食塩相当量	1.1g

〔Ⅱ　至適透析編〕

ます[11].

　厳格な塩分制限（4～5g/日）によって透析間体重増加が有意に改善し，透析時低血圧の頻度や降圧薬の数，左心室重量が減少することが報告されています[12]．実際にそこまで厳格な塩分制限は難しいかもしれませんが，少なくとも 6g/日以下にできるように指導していく努力は必要です．

　透析患者さんの下肢つりに対して，10% NaCl（1A 20mL）を回路内に注射することがありますが，これ1バイアルに食塩 2g 相当のナトリウムが入っていることになり，結果的に相当な塩分負荷になってしまいますので，できるだけ避けるようにしています．

次に水分制限

　仮に自尿がほとんどゼロと仮定すると，透析患者さんの1日の水分の出納はおおよそ 表6 のようになります．

　単純に計算しても In の方が多く，差分の 900～1,500mL の水分が毎日体内に蓄積する

表6　透析患者さんの1日の水分出納

In	食事	1,000～1,200mL
	飲水	500～1,000mL
	代謝水	200～300mL
	計	1,700～2,500mL
Out	不感蒸泄	700～800mL
	排便	100～200mL
	計	800～1,000mL

ことになります．この量を規定するのが，主に食塩摂取量です．

　とは言っても塩分も水分も両方たくさん摂ればその分，体重増加も多くなりますので，当然のごとく水分制限も重要になります．

　日本腎臓学会が 2007 年に発表した基準では，透析期の腎不全患者の1日水分摂取許容量は，「できるだけ少なく」という前提のもとで，15mL/kgDW/日以下とされています（ドライウェイト 60kg の患者さんでは 60kg×15mL＝900mL/日となります）[13]．同基準は 2014 年に改訂版がでましたが，そこでは具体的な数字は削除され「水分はできるだけ少なく」という文言のみとなりました．患者さんによって体重や体組成（筋肉量や水分比率）は様々ですが，少なくとも，必要所要量を超えて過剰に摂取する水分は少なければ少ないほどよい，という意味に解釈できます．

　前述の 15mL/kgDW/日以下という数値も，塩分制限がきちんとできているという前提のもとでの基準です．透析患者さんの中には「体重

CHAPTER 4　至適透析における血圧管理

増加が多い＝飲水量が多い」と思っていて，塩分制限の意識がやや希薄な方が意外に多いと感じます．

　塩分制限・水分制限のことを患者さんに話すとき，筆者は以下のように説明しています．

> 「きゅうりを塩で揉むと，きゅうりの表面には濃い食塩水が出来上がり，次にきゅうりの中から水分がどんどんひっぱり出されてきてきゅうり自体は水分を失ってしぼんでしまいます．つまり，水というのは塩のある方に引き寄せられる性質があるので，塩分をたくさんとって体の中に塩分をためこんでいると，せっかく水分を制限していても腸の中から体内の塩分に向かって水がどんどん吸い上げられてしまい，結果的に透析間の体重増加は少しも減らないことになるのです．ですので，気をつける順番としてはまず1番に塩分，そして2番めに水分なのです」．
> （読者の皆様でもっといい説明の仕方をされているかたがいらっしゃいましたら，ぜひ筆者にも教えてください……）

　水分制限や塩分制限は患者さんにともすれば「我慢を強いられている」という認識を抱かれることがあるので，十分な説明と理解が必要です．「とにかく控えてください」ではその意義まで理解してもらうことは難しいので，噛みくだきながら繰り返し説明していく努力が必要です．

透析中の血圧低下を少しでも防ぐためにできること

　ドライウェイトは正しく設定できているはずなのに，透析間体重増加も適正範囲なのに，それでも透析中に血圧が下がってしまう，そんな経験は多くの透析医が経験するのではないでしょうか．実は，ドライウェイトや除水量過多以外にも透析中に血液低下をきたす原因としては様々なものがあります．

プラズマリフィリングの低下への対策

　一般的なHDでは，体重増加分や回路分などを合算してTotalの除水量を決め，それを透析時間で等分して一時間あたりの除水量を設定します．I透析処方編CHAPTER 8でも説明しましたとおり，除水によっ

JCOPY　498-22450

117

〔Ⅱ　至適透析編〕

表7 透析関連低血圧の原因と対応

原因	対応
不適切なドライウェイト	ドライウェイト見直し
単位時間あたりの除水量過多（15mL/kg/Hr 以上）	塩分・水分制限などの栄養指導
降圧薬の使用	降圧薬調節（内服のタイミングを非透析日のみにする etc）
プラズマリフィリング低下（低栄養・低アルブミン血症 etc）	プログラム除水，透析時間延長
心機能障害	急性冠症候群，不整脈，大動脈弁疾患の有無チェック
自律神経障害	糖尿病やパーキンソン病などの有無チェック
貧血	原因精査，ESA 製剤や鉄剤などの投与
透析中の食事	透析中は飲食しないようにする
薬剤アレルギー	ナファモスタットや透析膜素材へのアレルギーチェック
透析液側の外的要因	透析液温度の調節，酢酸不耐症の有無チェック

て減少した血管内体液量は間質からのプラズマリフィリングによって補充されるのですが，このプラズマリフィリングは透析の開始直後が最も高く，時間とともに低下していくことが知られています [14]．つまり，透析の前半は除水に対する体の対応力が最も高い時期であり，そのときにしっかり除水しておいて，プラズマリフィリング低下が予想される後半は単位時間あたりの除水量を少なくしたほうが血圧維持の観点からも合理的です．また，低アルブミン血症などでもともとプラズマリフィリングが遅い少ない患者さんでは，透析時間を延長して単位時間あたりの除水量を少なくすることも血圧維持には有効です．このように単位時間あたりの除水量をコントロールして血圧の安定化を図ることをプログラム除水といい，しばしば使われる方法です **図1**．

　また，あまりメジャーではありませんがプラズマリフィリング自体を改善させる目的として，グリセリン製剤（グリセオールなど）を200〜300mL 透析回路に持続点滴投与する方法もあります．

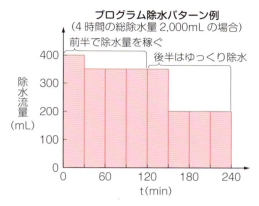

図1 プログラム除水パターン例

透析液温度の調節

 透析液温度に関しては，37度の透析液を使用した透析と比較し35度の透析液を使用した場合では体温の上昇が抑制され末梢血管抵抗が上昇するため透析中の血圧低下が減少し，さらに左室壁運動異常の頻度を低下するという報告があります[15]．とは言ってもあまり下げすぎると患者さんが寒気を感じたりしますので，症状が出ない，かつ，生理的な範囲での温度設定にしましょう．

 ドライウェイトや除水スピードの要素がクリアできた上でも，透析中に血圧が大きく低下する場合，貧血や低アルブミン血症，心疾患や自立性自律神経障害といった 表8 にあるような透析関連低血圧の原因にあるような2次的な低血圧の可能性をチェックし，改善が見込まれる点に関して介入していきます．

表8 二次性低血圧の原因病態

内分泌疾患
甲状腺機能低下症
下垂体機能不全
副腎不全 など
循環器疾患
拡張型心筋症
肥大型心筋症（流出路狭窄）
心アミロイドーシス
収縮性心外膜炎 など
神経疾患
パーキンソン病
Shy-Drager症候群 など

〔Ⅱ　至適透析編〕

〔透析関連常時低血圧症〕

透析関連低血圧とは別に，透析の有無に関係なくいつも血圧が低い透析関連常時低血圧症という病態があり，透析前の収縮期血圧が100mmHg以下と定義されています．これは主に長期透析患者に時々見られる症状で，頻度としては透析患者全体の5〜10％に存在するといわれ，透析年数とともに発生頻度が徐々に増加していくこと（透析歴2年後で7.0％，4年後で15.8％，7年後で16.7％）が報告されています[a]．その原因としては自律神経機能障害の破綻が疑われていますが完全には解明されていません[b]．自律神経機能の破綻の他に，本病態の原因として内分泌や心疾患，神経疾患を背景に起こるとされ，以下のような2次性の要因が挙げられ，それぞれの疾患のアセスメントが必要です．

a) 中尾俊之. 糖尿病性腎不全による慢性透析患者の病像. 透析会誌. 1986; 19: 1061-8.
b) Cases A, et al. Chronic hypotension in the dialysis patient. J Nephrol. 2002; 4: 331-5.

昇圧剤の併用

　それでも血圧が下がってしまうという患者さんは意外にも多くいます（糖尿病患者さんでの自律神経障害など）．もちろん血圧低下の原因は経時的に再評価を繰り返していくことには変わりありませんが，目下の血圧低下を少しでも和らげるため，透析中の昇圧剤の使用も検討されます．

　いずれの薬剤も交感神経系の賦活化によって血管収縮を起こさせ，末梢血管抵抗を上げることでの血圧上昇作用が中心となります．

★ エチルメチル硫酸アメジニウム（リズミック®）
　使用量：10〜20mg/回
　神経末端にノルアドレナリンと競合して交感神経終末に取り込まれることで，ノルアドレナリンの神経終末への再取り込みを抑制し，同時に神経終末においてノルアドレナリンの不活性化を抑制することで間接的に交感神経機能を亢進させます．α_1受容体刺激作用，β_1受容体刺激作用により，血管系，心臓系両方に作用し，血圧を上昇させます．投与から約2〜3時間で

120

CHAPTER 4 至適透析における血圧管理

血中濃度は最高に達することから本薬剤は透析開始直前に内服することが理想的です．また透析終了直前の血圧低下や透析後の起立性低血圧，帰宅後に血圧低下が見られる症例などでは透析開始2時間前後でさらにもう1錠追加して内服するとそれら症状の緩和につながることがあります．

★ ドロキシドパ（ドプス®）　　使用量；200～400mg/回
神経伝達物質であるノルアドレナリンの前駆体で，体内の酵素（芳香族L-アミノ酸脱炭酸酵素）により，ノルアドレナリンに変換され，昇圧作用を発揮します．投与から約6時間で血中濃度が最高に達し，36時間で血中から消失することから即効性は期待できませんが，透析日の朝食後や透析開始の数時間前に内服することで緩やかなで持続的な血圧上昇効果があります．また，持続時間が長いので透析後に家に帰ってから血圧が下がるという患者さんにも有効です．

★ 塩酸ミトドリン（メトリジン®）
　使用量；2～4mg/回，最大8mg/日
ミトドリンはプロドラッグであり，体内で活性代謝物となったあと末梢神経のα_1受容体を選択的に刺激し血圧上昇効果を有します．内服後1時間前後で徐々に血圧が上昇し，特に透析後の起立性低血圧が強い患者さんに適しています．効果発現が緩やかな薬であり，服用を開始後，効果が出るまで1～2週間かかると言われています．

★ エチレフリン塩酸塩（エホチール®）
　使用量；10～20mg/回 持続点滴
作用機序は血管系（α_1刺激作用），心臓（β_1刺激作用）の両方を示しますが，とくに心臓への作用が強く心筋収縮力を増加させ，また，血管平滑筋にあるα_1受容体も刺激することで血管収縮作用も合わせて昇圧効果を生み出します．ノルエピネフリン，エピネフリンと比較し持続時間が長く，透析中の血圧低

JCOPY 498-22450

121

〔Ⅱ　至適透析編〕

下に対し使用されます．添付文書によると蛋白結合率が28％と低く透析で抜けてしまう可能性があるため「2〜10mgを静脈内注射する」とあり，理論的にはボーラス投与が適した薬剤ですが現場ではしばしば持続投与で使用されています．

昇圧剤を用いる以外の血圧維持の方法

　昇圧剤が何らかの理由（副作用としての頭痛や動悸など）で使用できない場合や，使用しても低血圧発作に改善がみられない場合，ダイアライザの変更や血液透析濾過（hemodiafiltration: HDF）への変更により透析中の血圧低下が改善する場合があります．

① 微小循環保持機能があるダイアライザに変えてみる

　微小循環保持機能があるダイアライザとして報告があるのがEVAL膜のダイアライザです．このダイアライザは，生体適合性が高く，また，他のダイアライザに比べ末梢循環を維持する特性があり，透析中に血圧低下を頻繁にきたす高齢患者さんでの有用性が示されています．詳細はⅡ至適透析編CHAPTER 5を参照してください．

② 前希釈型HDFを検討してみる

　HDFの一つの特徴である大量補液による循環動態の安定化が血圧の維持に役立ちます．詳細はⅡ至適透析編CHAPTER 3を参照してください．

● 参考文献

1) Shoji T, et al. Hemodialysis-associated hypotension as an independent risk factor for two-year mortality in hemodialysis patients. Kidney Int. 2004; 66: 1212-20.
2) Inrig JK, et al. Association of intradialytic blood pressure changes with hospitalization and mortality rates in prevalent ESRD patients. Kidney Int. 2007; 71: 454-61.
3) 日本透析医学会．血液透析患者における心血管合併症の評価と治療に関するガイドライン．透析会誌．2011; 44: 337-425.
4) 日本透析医学会．血液透析患者における心血管合併症の評価と治療に関するガイドライン：透析関連低血圧．透析会誌．2011; 44: 363-8.
5) Rocco MV, et al. Risk factors for hypertension in chronic hemodialysis patients: baseline data from the HEMO study. Am J Nephrol.

CHAPTER 4 至適透析における血圧管理

2001; 21: 280-8.
6) 日本透析医学会. 維持血液透析ガイドライン: 血液透析処方. 透析会誌. 2011; 44: 337-425.
7) 中井 滋, 他. わが国慢性透析療法の現況 1999 年 12 月 31 日現在. 透析会誌. 2001; 34: 1-31.
8) 日本透析医学会. 維持血液透析ガイドライン: 血液透析処方. 透析会誌. 2013; 46. 587-632.
9) 田部井 薫. 体液管理と食事療法の落とし穴 透析療法のコツ落とし穴. 中山書店. 2003; 86-8.
10) 木村玄次郎. 透析患者における食事摂取量の定量的算出. 腎と透析. 1985; 19: 606.
11) 松浦香織, 他. 外来血液透析患者の食塩摂取量と生命予後からみた食事管理の検討. 透析会誌. 2013; 46: 1061-7.
12) Ozkahya M, et al. Long-term survival rates in haemodialysis patients treated with strict volume control. Nephrol Dial Transplant. 2006; 21: 3506-13.
13) 日本腎臓学会企画委員会小委員会. 慢性腎臓病に対する食事療法基準 2007 年版. 日腎会誌. 2007; 49: 871-8.
14) Tabei K, et al. An index of plasma refilling in hemodialysis patients. Nephron. 1996; 74: 266-74.
15) Selby NM, et al. Dialysis-induced regional left ventricular dysfunction is ameliorated by cooling the dialysate. Clin J Am Soc Nephrol. 2006; 1: 1216-25.

CHAPTER 5
病態に応じた ダイアライザの選択

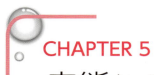
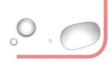

　本書のⅡ至適透析編では，CHAPTER 1～3で物質除去効率をどこまでアップできるか，CHAPTER 4では透析中の血圧低下をいかに減らしてつらくない透析を行うか，について見てきました．透析後の血圧低下や倦怠感などは，透析間体重増加の管理やドライウェイトとの適切な調節，あるいは昇圧剤を含めた薬剤の調節で改善することも多いですが，患者さんがつらいと感じる症状は血圧低下だけではありません．頑固なかゆみや透析後の倦怠感をはじめとして，様々な症状が透析中には出現し，患者さん（と私たち）を困らせることがあります．

〔透析関連主訴〕
- 透析中血圧低下
- かゆみ
- 透析後倦怠感
- 足のムズムズ感
- 寒気 or 発汗
- イライラ感
- 気分不良，吐き気

など

　これら患者主訴の改善には，原因別にいくつかの方法があります．症状の中には尿毒素物質が十分に除去されていない結果として起きるものもあり，その場合は物質除去効率をアップさせる方策を考えます．これまで述べてきましたように尿毒素物質には分子量別に小分子量尿毒素，中～大分子量尿毒素，蛋白結合型尿毒素があり，特に後二者の場合は濾過の原理を追加することで改善が望めます．

CHAPTER 5　病態に応じたダイアライザの選択

対応の順番としては，

（❶ドライウェイトを見直してみる）
❶ 透析効率を上げてみる
❷ ダイアライザを変えてみる
❸ 透析の方法を変えてみる　HF やオンライン HDF

❶の透析効率のアップだけでは症状が改善しない場合，❸の HDF に行く前に，❷のダイアライザを変えてみるとうまくいくことがあります．もちろん，透析効率を上げる目的で膜素材を変えることもありますが，それだけでなく，特有の臨床症状改善効果をもつ膜材質があります．

特殊な膜素材のダイアライザ

ダイアライザの性質を表す指標として，血液浄化器（中空糸型）の機能分類というものがあります．

従来は溶質除去の指標の一つであるβ_2ミクログロブリンクリアランスによって I～V型の分類となっていました[1]．2013 年にこの分類が改訂され，β_2ミクログロブリンクリアランスとアルブミンふるい係数を指標としてIa Ib IIa IIb 型という表記に変更されました．また，従来のV型の分類がなくなり，S 型のダイアライザの項目が新設されました．

この S 型ダイアライザと呼ばれるものが特殊な性質をもつ膜素材です．S 型透析器は以下のような特別な機能をもつものと定義されました[2]．

具体的には，他の素材の膜よりも生体適合性に優れていること，吸着によって溶質が除去できること，抗炎症作用をもつこと，抗酸化作用をもつことなどが挙げられ，現時点では ethylene vinylalcohol（EVAL）膜と polymethylmethacrylate（PMMA）膜が血液透析器を S 型血液浄化器（ダイアライザ）として明記されています．また，今後新たに開発される血液透析器についてはそのつど審議するものとしています．

近年，ポリスルホン（PS）膜の生体適合性不良が背景と考えられる血小板減少や皮疹，かゆみ，末梢循環不全の報告があり，これらはポリスルホンの合成過程で必要な polyvinylpyrrolidone（PVP）や bisphenol

〔Ⅱ　至適透析編〕

表1 血液浄化器（中空糸型）の機能分類 2013

血液浄化器		治療法	HD					HDF 血液透析濾過器		HF 血液濾過器
			Ⅰ型		Ⅱ型		S型	後希釈用	前希釈用	
			Ⅰ-a型（蛋白非透過/低透過型）	Ⅰ-b型（蛋白透過/高透過型）	Ⅱ-a型（蛋白非透過/低透過型）	Ⅱ-b型（蛋白透過/高透過型）	（特別な機能をもつもの）			
測定条件	膜面積 A (m^2)		1.5					2.0	2.0	2.0
	血流量 Q_B (mL/min)		200±4					250±5	250±5	250±5
	希釈後 Q_B (mL/min)								490±10	
	透析液流量 Q_D (mL/min)		500±15					500±15	600±11	
	流入 Q_D (mL/min)								360±11	
	濾液流量 Q_F/補充液流量 Q_S (mL/min)		15±1（10±1 mL/min/m^2）					60±2（30±1 mL/min/m^2）	240±4（120±2 mL/min/m^2）	60±2（30±1 mL/min/m^2）
性能基準	尿素クリアランス (mL/min)		125≦		185≦		125≦	200≦	180≦	55≦
	β_2-MG クリアランス (mL/min)		<70		70≦		0≦	70≦	70≦	35≦
	アルブミンふるい係数 SC		<0.03	0.03≦	<0.03	0.03≦				
	透析液または補充液水質基準		超純粋透析液水質基準					濾過型人工腎臓用補充液またはオンライン透析液水質基準		濾過型人工腎臓用補充液またはオンライン透析液水質基準
特徴			小分子から中分子（含 β_2-MG）溶質の除去を主目的とする。	小分子から中分子（含 β_2-MG）溶質の除去を主目的とする。	小分子から中分子（含 β_2-MG）溶質の除去を主目的とする。	大分子から中分子（含 β_2-MG）ブロードな溶質の除去を主目的とする。	特別な機能：生体適合性に優れる。吸着により溶質除去できる。抗炎症性。抗酸化性を有する。など。	大分子から小分子（含 α_1-MG）溶質の除去を主目的とする。		拡散と濾過を積極的に利用し、小分子から大分子まで広範囲にわたる溶質の除去を目的とする。

※ β_2-MG: β_2ミクログロブリン，α_1-MG: α_1ミクログロブリン．

（川西秀樹，他．血液浄化器（中空糸型）の機能分類 2013．透析会誌．2013; 46: 501-6 より改変）

CHAPTER 5 病態に応じたダイアライザの選択

A などの化学物質が一因と考えられています[3]. EVAL 膜や，PMMA 膜には生体適合性不良の原因物質の一つとされる PVP がもともと含まれていません．患者さんの中にはこの PVP が透析関連愁訴の原因となっているケースもあり，これらの症状は EVAL や PMMA などの PVP を含まない透析膜に変更すると改善することがあります．

本 CHAPTER ではこれら S 型血液浄化器を構成する EVAL 膜と PMMA 膜を中心に，患者さんの病態に応じた「至適な」透析を達成するためのダイアライザの選び方について見ていきます．

エチレンビニルアルコール共重合体 (ethylene-vinylalchol copolymer: EVAL) 膜

EVAL を透析膜として使用した場合，①生体適合性，②物質除去能と微小循環の改善，③栄養状態の改善という 3 つの特徴があります[4].

① EVAL 膜の生体適合性

EVAL は生体に無害であり，プラスチックの中でも最大のガスバリア性をもつため，食品や化粧品，薬剤，農産物などの包装材として広く用いられています．構造水を有することから PVP（polyvinylpyrroli-done）などの親水化剤を必要とせず，生体適合性は良好です．また，膜自体が陽性にも陰性にも荷電していないため，血漿蛋白の非特異的な吸着が少ないという性質があります[5, 6]. さらに，EVAL 膜は血小板の活性化が少なく[7]，好中球の活性化による活性酸素種（ROS）産生も少ないなど，血液構成成分に対する影響の少なさが報告され[8]，優れた生体適合性を有する膜素材であることが明らかとなっています．一方，デメリットとして，化学構造内に水酸基を持つため，ポリスルホンやセルロースアセテート膜では減少していた補体活性化が起こる可能性が残ります[4].

② EVAL 膜の物質除去能と微小循環への影響

膜構造が均一で，ポアサイズが大きいため，小分子量〜大分子量物質まで幅広い除去性能をもちつつ，内腔表面が平滑であることから逆濾過

JCOPY 498-22450

127

〔II 至適透析編〕

が少ないことが挙げられます．逆濾過が少ないということは透析中の循環動態が安定しやすいということにつながり，佐藤らは改質セルロース膜やポリスルホン膜に比較してEVAL膜では患者さんの末梢の酸素分圧が保たれており，微小循環に及ぼす影響が少ないことを報告しました[9, 10]．

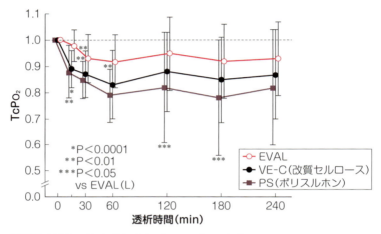

図1 透析中の経皮酸素分圧（TcPo$_2$）の変化
（佐藤元美，他．透析膜の微小循環系への影響とその解析．腎と透析．2003; 55 別冊: 183-6 より改変）

また，村上らはレーザードップラー血流計を用いて透析中の足背動脈血流を評価し，EVAL膜では他の透析膜に比べ血流が優位に保たれていることを示しました[11]．末梢微小循環が保たれるということは，透析中の血圧低下を未然に防ぐためのプラズマリフィリングにおいて重要であることは容易に想像でき，EVAL膜が透析中に血圧が下がりやすい患者さんに適したダイアライザであるとされるゆえんです．

筆者の受け持ち患者さんの中にも，透析前は160mmHg以上の血圧があるのに透析開始すると100mmHg台まで低下し，透析後も倦怠感が強く透析から帰宅後はいつも夕方まで臥床している，という患者さんがいました．その患者さんはドライウェイトも何度も評価しなおしても適正範囲で（少なくともドライウェイトがきつすぎるということはなく），そうした患者さんにPS→EVAL膜に変更したところ透析中の血圧低下がなくなり，透析終了時は130〜140mmHgで終了，透析後の

CHAPTER 5　病態に応じたダイアライザの選択

倦怠感もなくなり，食欲も出てきました．その後も同様の症状に対し
EVAL 膜への切りかえで症状が改善した患者さんを何人も経験しまし
た．

③ EVAL 膜の栄養状態への影響

　牟田らは EVAL 膜の高齢透析患者の栄養障害・やせへの有用性につ
いて，アミノ酸収支という観点から検証しました[12]．その中で，EVAL
膜は PS 膜と比較し，EVAL 6.5g vs PS 8.3g で EVAL 膜のほうがア
ミノ酸ロスが有意に少ないことを報告しています[13]．宮野らも低アル
ブミン血症を呈する透析患者さんにおいて，EVAL 膜と透析中の経静
脈栄養を組み合わせることで低アルブミン血症が改善し，プレアルブ
ミンや高齢者の栄養障害関連リスク評価指標である GNRI（geriatric
nutritional risk index）が有意に改善したことを報告しています[14]．

> 〔EVAL 膜が適していると考えられる患者さん〕
> ① ドライウェイトを適切に設定しているはずなのに透析中に血圧が下
> がってしまう高齢の患者さん．
> ② 低栄養や痩せがあって，透析によるアミノ酸ロスを少なくしたい高齢
> 透析患者さん．

ポリメチルメタクリレート (polymethylmethacrylate: PMMA) 膜

① PMMA 膜の生体適合性と物質除去能

　PMMA 膜は，主モノマーとコモノマーのアクリロニトリルを共重合
させた合成高分子膜です．従来のセルロース系膜に比べ透水性能，物質
除去性能だけでなく合成高分子膜でありながら PVP などの親水化剤を
用いないこと，生体適合性にも優れた合成高分子膜として開発がされて
きました．PAN 膜は膜自体に強い陰性荷電をもっていること特徴です．
これによって，通常の「拡散」に加え，拡散だけでは充分に除去できな
い低分子量蛋白などの「吸着」という 2 つの除去メカニズムをもつ膜
です．

　PMMA はほぼ均一な対称構造を有し，比較的大きな細孔をもつこと

〔II 至適透析編〕

から尿素窒素のような分子量の小さなものから，アルブミンに近い大分子量溶質まで幅広く除去できるブロードタイプの分画特性をもつことが特徴です[15, 16]．

② PMMA 膜の吸着性能

PMMA 膜は均一の立体構造を有し，製造時に幅広いポアサイズを設定できます．PMMA 膜は疎水性がとても高く水分の除去がしにくい反面，陰性荷電した血漿蛋白が膜に吸着しやすいという特徴があります．これを利用して一般的に拡散だけでは除去効率が悪いβ_2ミクログロブリンや，サイトカインなどの膜透過が困難な中～大分子量溶質などを吸着除去する作用があります[17-19]．この吸着という特有の物質除去性能により，様々な臨床的効果が報告されています．たとえば，セルロース系膜で透析をされていた維持透析患者さんに対し PMMA 膜へ変更を行い 6 カ月間観察したところβ_2ミクログロブリン値がより定値で推移し，アミロイド関節症が原因と考えられる関節痛などの症状が軽減されたことが報告されました[20]．

また，透析患者の皮膚瘙痒症は患者さんの QOL を著しく下げ，また予後にも影響すると言われている重要な合併症でありますが，塩基性蛋白の吸着特性を付与した PMMA 膜では皮膚瘙痒症の改善効果が報告されています[21, 22]．この吸着という特性は様々な臨床効果をもたらす反面，フィブリノーゲンや血小板の付着などの血液凝固系に与える影響も指摘されていました．これを受けて，吸着のメカニズムは維持しつつ抗血栓性を高めるため膜自体をわずかに疎水性に改質し，フィブリノーゲンの吸着が 60 ％程度に抑えられ，血小板吸着率も減少させた新しいPMMA 膜も開発されています[23]．

③ PMMA 膜の栄養状態への影響

高齢の透析患者さんが増加傾向である昨今において，栄養状態を良好に保ちながら透析を続けていく重要性も認識されるようになっています．Parker らは，PMMA 膜は良好な生体適合性が臨床検査値だけでなくドライウェイトや血清アルブミン値，耐糖能障害の指標の一つであるIGT-1 （impaired glucose tolerance-1）への変化をもたらし，栄養状態の改善につながることを報告しています[24]．Kato らや Masakane

CHAPTER 5　病態に応じたダイアライザの選択

らの別報でも高齢透析患者の体重維持にも PMMA 膜が有効であること
が報告されています [25, 26].

　国内でも，政金らによって，PMMA 膜からポリスルホン膜にダイア
ライザを変更した後に患者の体重が減少したこと [27)，さらにその後，
再度ポリスルホンから PMMA 膜に戻した結果，体重と BMI（body
mass index）が増加したことが報告されています [28).

　近年，日本人の透析患者において，透析歴や年齢性別といった基本的
なパラメーターに加え，Kt/V といった透析効率，さらに栄養状態や慢
性炎症に関連した因子で調節したのちに，各種材質のダイアライザで
透析患者の予後を比較した論文では，ポリスルホン膜に比べ PES 膜，
PMMA 膜では，2 年後の死亡率の低下がみられました [29).

---〔PMMA 膜が適していると考えられる患者さん〕---------------
① （透析量不十分は除外した上で）外用薬や内服薬の調節でも改善しな
　い頑固な瘙痒感がある患者さん.
② 低栄養や痩せがあって，透析によるアミノ酸ロスを少なくしたい高齢
　透析患者さん.

AN69 膜

　AN69 膜は S 型ダイアライザの項目が新設されるずっと前からある
クラシックな膜素材です. 中空糸型のダイアライザではなく，積層型の
構造なので血液浄化器（中空糸型）の機能分類 2013 には含まれていま
せん. その特徴的な見た目から，筆者は「お弁当箱」と呼んでいました.

　あえて AN69 膜をこの CHAPTER で取り上げたのは，前述の EVAL
膜や PMMA 膜と似た特性があるからです. AN69 膜はアクリロニトリ
ル・メタリルスルホン酸ナトリウムの共重合体により構成され，そのバ
ルク層は水分含有率 70％の緻密ハイドロゲル構造で非常に高い親水性
を有し，かつ，陰性荷電をもつという特性から，イオン結合により炎症
性サイトカインを効率よく除去できると報告されています [30). また，
AN69 膜はスルホン酸基の存在により含水率が高く，アルブミン漏出
が極めて少ないため生体適合性に優れるという特徴があります [31).
　また，AN69 膜は，同じく陰性に荷電しているアルブミンをチャー

〔II 至適透析編〕

ジバリアにより漏出を抑制し，アミノ酸の漏出も他の膜と比較して少ないということが報告されています[32].

開発の歴史的観点からみると，AN69膜は非常に高い透水性を有していたためHDだけではなく血液濾過（HF）に使用されることが多い膜でした．国内では1983年にAN69膜を用いたH12ヘモダイアライザとして承認され，高齢の低栄養の患者さんに有効であることが報告されています[33].閉塞性動脈硬化症患者に対する効果も学会等で報告されており，こちらに関してはよりエビデンスの蓄積が待たれます．

ただ，AN69膜を使用する上での有名な注意点があります．抗凝固薬のメシル酸ナファモスタットはこの膜に吸着されやすいためダイアライザ内での血液凝固が起こりやすいこと，アンジオテンシン変換酵素（ACE）阻害薬を内服している患者さんでは血圧低下（ショック）が起こることがあります．とくにナファモスタットは消化管出血などの際に反射的に使いたくなりますので，AN69膜を使用していないかチェックが必要です．そうした点で，EVAL膜やPMMA膜のほうが使いやすさとしてはやや上という印象を筆者はもっています．

まとめ

材質は全く異なるEVAL膜，PMMA膜，AN69膜ですが，共通しているのは小分子クリアランスの低さです．これだけ見ると欠点のようにも感じますが，その結果，アミノ酸喪失が少ないという裏のメリットがあります．そのため，それほど食事量が多くなく，むしろ慢性の低栄養を背景にもつ高齢透析患者さんに有用である可能性がいずれの膜でも報告されています．

また，他の共通点としては低分子蛋白の除去効率の高さです．EVAL膜は透析膜の孔の数が全体的に少ないため小分子クリアランスは低いのですが，その反面，孔のひとつひとつの径が大きいためアルブミンに近い比較的大きな分子量の尿毒素蛋白の除去に対しても除去特性をもっています．PMMA膜とAN69膜はアルブミンの分子量以下の蛋白であれば吸着除去性能をもつ膜です．分子量の大きな尿毒素物質まで抜ける（or吸着する）ことで，痒みなどを始めとした透析関連愁訴の改善の報告は多数あります．

CHAPTER 5　病態に応じたダイアライザの選択

　透析関連愁訴のために至適透析達成の障害となっている患者さんに
は，これらのダイアライザが施設で使えるようであれば一度トライして
みてはいかがでしょうか．

● 参考文献

1) 川西秀樹, 他. 新たな透析液水質基準と血液浄化器の機能分類. 透析会誌.
   2005; 38: 149-54.
2) 峰島三千男, 他. 特別な機能をもつ血液透析器の特徴と評価法. 透析会誌.
   2017; 50: 363-99.
3) 申 曽洙. PS膜透析器との関連が危惧される病態について. 腎と透析.
   2007; 63 別冊 ハイパフォーマンスメンブレン '07: 202.
4) Nakano A. Ethylene vinyl alcohol co-polymer as a high-performance
   membrane: an EVOH membrane with excellent biocompatibility.
   Contrib Nephrol. 2011; 173: 164-71.
5) Bonomini M, et al. Proteomics characterization of protein adsor-
   ption onto hemodialysis membranes. J Proteome Res. 2006; 10:
   2666-74.
6) 石田正夫. エチレンビニルアルコール共重合体透析器の血液適合性. 細
   胞. 2005; 37: 30-4.
7) Ito S, et al. Platelet activation through interaction with hemodia-
   lysis membranes induces neutrophils to produce reactive oxygen
   species. J Biomed Mater Res. 2006; 77A: 294-303.
8) Sirolli V, et al. Leukocyteadhesion molecules and leukocyte-pla-
   telet interactions during hemodialysis:effect of different synthetic
   membranes. Int J Artif Organs. 1999; 22: 536-42.
9) 佐藤元美, 他. 透析膜の微小循環系への影響とその解析. 腎と透析.
   2003; 55 別冊: 183-6.
10) Sato M, et al. Effect of different dialyzer membranes on cutaneous
    microcirculation during hemodialysis. Clin Nephrol. 2006; 66: 426.
11) 村上成重, 他. 各種透析膜における末梢循環動態の検討. 腎と透析
    (0385-2156) 55 巻別冊 ハイパフォーマンスメンブレン '03. 2003;
    187-91.
12) 牟田俊幸, 他. EVAL 膜による血液透析は透析患者の栄養状態を改善す
    るだろうか (第 2 報) 腎と透析. 2007; 別冊 ハイパフォーマンスメン
    ブレン '07: 294-7.
13) 牟田俊幸, 他. EVAL 膜による血液透析は透析患者の栄養状態を改善す
    るだろうか. 腎と透析. 2006; 別冊 ハイパフォーマンスメンブレン '06:
    227-33.
14) 宮野竜一, 他. 低アルブミン血症透析患者の栄養状態の改善の試みと酸
    化ストレス. 腎と透析. 2009; 別冊: 175-8.
15) Sakai Y, et al. Formation of poly (methylmethacrylate) membranes
    utilizing stereocomplex phenomenon. In: Cooper AR, ed. Ultrafilt-
    ration Membranes and Applications. NewYork: Plenum Publishing.

〔II　至適透析編〕

1980; 99-107.

16) Aoike I. Clinical significance of protein adsorbable membranes--long-term clinical effects and analysis using a proteomic technique. Nephrol Dial Transplant. 2007; 22 Suppl 5: v13-9.

17) Lin HH, et al. Uremic pruritus, cytokines, and polymethylmethacrylate artificial kidney. Artif Organs. 2008; 32: 468-72.

18) 菅谷博之, 他. ハイパフォーマンス・メンブレンの構造と機能. 腎と透析. 2006; 61 別冊: 19-23.

19) Aoike I. Clinical significance of protein adsorbable membranes--long-term clinical effects and analysis using a proteomic technique. Nephrol Dial Transplant. 2007; 22 Suppl 5: v13-9.

20) Aoike I. Long-term clinical experience with PMMA membrane. Contrib Nephrol. 1999; 125: 205-12.

21) 山田智子, 他. 痒みを有する透析患者に存在する肥満細胞脱顆粒因子の分離と透析膜による除去. 腎と透析. 2003; 55: 167.

22) Aucella F, et al. Uraemic itching: do polymethylmethacrylate dialysis membranes play a role? Nephrol Dial Transplant. 2007; 22 Suppl 5: v8-12.

23) 谷口美帆, 他. 新規 PMMA 製人工腎臓の開発. 人工腎臓. 2010; 39: 46-7.

24) Parker TF 3rd, et al. Effect of the membrane biocompatibility on nutritional parameters in chronic hemodialysis patients. Kidney Int. 1996; 49: 551-6.

25) Kato A, et al. Polymethylmethacrylate efficacy in reduction of renal itching in hemodialysis patients: crossover study and role of tumor necrosis factor-alpha. Artif Organs. 2001; 25: 441-7.

26) Masakane I. High-quality dialysis: a lesson from the Japanese experience: effects of membrane material on nutritional status and dialysis-related symptoms. Nephrol Dial Transplant Plus. 2010; 3(Suppl. 1): i28-35.

27) 政金生人, 他. 高齢者には PS ではなく PMMA のほうがよい. 腎と透析. 2007; 別冊 ハイパフォーマンスメンブレン '07; 202-4.

28) 金田英之, 他. PS 膜から BG-PQ への変更で変わったこと. 腎と透析. 2008; 別冊 ハイパフォーマンスメンブレン '08: 104-6.

29) Abe M, et al. High-Performance Membrane Dialyzers and Mortality in Hemodialysis Patients: A 2-Year Cohort Study from the Annual Survey of the Japanese Renal Data Registry. Am J Nephrol. 2017; 46: 82-92.

30) Lavaud S, et al. Assessment of the heparin-binding AN69 ST hemodialysis membrane: II. Clinical studies without heparin administration. ASAIO J. 2005; 51: 348-51.

31) Sirolli V, et al. Leukocyte adhesion molecules and leukocyte-platelet interactions during hemodialysis: effects of different synthetic membranes. Int J Artif Organs. 1999; 22: 536-42.

32) 堀 和芳, 他. 超高齢透析患者における積層型透析器使用時の栄養状態

CHAPTER 5 病態に応じたダイアライザの選択

改善効果の検証—MIA 症候群の観点から. 日本臨床工学技士会会誌. 2012; 44: 28-31.
33) Furuta M, et al. A crossover study of the acrylonitrile-co-methallyl sulfonate and polysulfone membranes for elderly hemodialysis patients: the effect on hemodynamic, nutritional, and inflammatory conditions. ASAIO J. 2011; 57: 293-9.

● 私の透析研修④

所変われば品変わる

Ⅱ至適透析編 CHAPTER 6 では，病態に応じたダイアライザの使い分けについて見てきましたが，どの施設もすべての膜種のダイアライザが揃っているとは限りません．施設がかかえる透析患者数であったり導入コストの問題であったり，さまざまな要素で常備できるダイアライザの種類は制限されます．となると，どのような背景の患者さんでも過不足なく透析が行えるよう，オールラウンドな性能をもつポリスルホン（PS）とセルローストリアセテート（CTA）をはじめとした数種類を大多数の患者さんで使用し，一部の患者さんには体質や状態を考慮して他の材質のダイアライザを個別に使用する，というのが多くの施設での実情ではないでしょうか.

筆者が最初に勤務した麻生飯塚病院では，透析導入期は CTA 膜の小さめサイズからスタートし，食事状態や検査データによってサイズや材質を適宜変更していくという形でした．虎の門病院では，特別な事情がない限りはサイズ小さめのポリスルホン膜からスタートし，高齢者や血行動態が不安定な患者さんではセルロース膜や病態に応じて PMMA 膜や PES 膜などに適宜スイッチしていました.

茨城県の施設では，積層型を含むほぼすべての膜種のダイアライザが揃っているというところもありました．ここでは，痒みを訴える患者さんには PMMA 膜を，透析中の血圧変動が大きい高齢で痩せ型の患者さんには EVAL 膜をトライするなど，さまざまなダイアライザを試してみる機会を得ることができました．また現在勤務している中山駅前クリニックではオンライン HDF をほぼ全台のコンソールで行うことができるため HDF 治療を積極的にトライするなど，これも大変に勉強になっています.

ダイアライザの使い方については，その施設やドクターによって「流儀」や「文化」のようなものがあるように感じます．それはダイアライザに限ったことではありません．透析回路も施設によって微妙に違っていて，チャンバーの数が 1 個だったり，脱血の様子を見るためのピローがあったりなかったり（ない場合は代わりとしてポンプに噛ませているチューブを触るかチャンバー内の血液のバウンドを見たり）します．足攣りに対しては 10% NaCl を注射するところもあれば，グルコン

〔II　至適透析編〕

酸カルシウムを使用するところもあります．こうした流儀や文化の違いは数え上げるとキリがないほどです．

　私の指導医の言葉に「どんな施設でも，そこでしか学べないことがある」というのがあります．たくさんの透析室を経験すればするほど多くの文化や方法論に触れるので，こういうケースではこうして乗り切った，みたいな経験値がだんだん溜まっていきます．

　新しい透析室に勤務になったときは，そこにどんなダイアライザがあるのかをはじめとして，その透析室の流儀や文化を確認するのが筆者のひそかな楽しみの一つにもなっています．

136

CHAPTER 6
透析患者の栄養障害

栄養障害と基本的な考え方

　近年高齢の透析患者さんが徐々に増加傾向にあり，これは読者の皆さんも実感があると思います．これまでは回診でもカロリーやカリウム，リンなど制限すべきことばかり言っていましたが，ご高齢の患者さんも多くなり，むしろ「きちんと食事は摂れていますか？」といった声掛けをすることが多くなりました．

　国際的にも高齢者の栄養障害についてはフレイル，サルコペニアなどの概念が現在も大きなトピックとなっています．

　CKD 患者さんの栄養障害の指標として MIA 症候群（malnutrition, inflammation and atherosclerosis syndrome）や MICS (malnutrition-inflammation complex syndrome)，PEW（protein energy wasting）などがあります．

　MIA 症候群は栄養障害と炎症反応が動脈硬化性病変の進展に強く関与していることを提唱した概念で[1]，MICS は MIA 症候群の概念の登場後に Kalantar らによって 2001 年に提唱された血液透析患者さんを対象にした栄養障害の概念です[2]．MICS では MIA 症候群で扱われた栄養指標と炎症反応だけでなく，透析による栄養素の喪失や尿毒素物質のコントロール状態，炎症性サイトカインの除去率，酸化ストレス，体液過剰などより透析に特徴的な関連因子を多く包含している病態です．虚血性心疾患や脳血管障害などの動脈硬化性疾患動脈硬化に起因する心・脳血管イベントや，赤血球増加刺激製剤（ESA）抵抗性貧血，さまざまな疾患での入院や死亡といった幅広いアウトカムに関連しているとされています[3]．

　PEW とは体蛋白質とエネルギー源（筋肉量・脂肪量）の減少が認められる栄養障害で，合併率は全透析患者の 1/4～1/3 にものぼるといわれています[4]．慢性腎不全という状態は体内の異化が亢進しやすい状

〔Ⅱ　至適透析編〕

態であり，背景病態としては MICS で挙げられたような腎不全の原疾患や透析療法に関連した因子，非特異的な慢性炎症反応，酸化ストレス，内分泌異常（インスリン抵抗性，二次性副甲状腺機能亢進症など），透析液からのアミノ酸漏出など多岐にわたります．筋肉量の減少という点ではサルコペニアやフレイルとも共通点がありますが，サルコペニアでは筋肉量や筋力，身体機能の低下などの機能面を中心に着目している点が PEW と異なり，また，フレイルでは栄養状態以外にも身体面・精神面・機能面などの他の多くの要素が包括されており，それらの点で PEW とは異なります．

　PEW の診断基準は生化学検査，体格測定，筋肉量，食事摂取量調査の 4 つのカテゴリーで評価し，4 つのカテゴリーのうち 3 つ以上があてはまれば PEW と診断します．

表1 PEW の診断基準

血液検査	血清アルブミン＜3.8g/dL（BCG 法） 血清プレアルブミン（トランスサイレチン）＜30mg/dL 総コレステロール＜100mg/dL
身体計測	BMI＜23kg/m² 体重減少；3 カ月間で 5% or 6 カ月で 10%以上 体脂肪率＜10%
筋肉量	筋肉量減少；3 カ月間で 5% or 6 カ月で 10%以上 上腕周囲面積減少；10%以上（正常周囲面積の 50%範囲内で） クレアチニン産生量の上昇
食事摂取量	蛋白質摂取量；0.8g/kg/日以下（透析患者） 　　　　　　0.6g/kg/日以下（CKD Stage 2～5） エネルギー摂取量 25kcal/kg/日以下が 2 カ月以上

(Fogue D, et al. Kidney Int. 2008; 73: 391-8 [11] より改変)

　ただし，この基準には注意点があります．まず，血清アルブミンの測定濃度が BCG 法であることです．日本でのアルブミン測定は一般的に BCP 法であり，よりアルブミンに特異的な検査であるため，BCG 法と比較して低めに出やすいという点があげられます．また，LDL に関してはスタチンなど脂質異常治療薬を内服中は基準値が使えません．BMI に関して，原文では欧米人の BMI で基準値を定めており，日本人では欧米人と比較し低い傾向にあるため，PEW と診断されやすくなります．

　日本人における BMI と生命予後に関しては，BMI 16.9 以下と，BMI

CHAPTER 6　透析患者の栄養障害

23 以上で生存率の低下が報告されています[5].

制限するばかりが能じゃない

　これまでの CHAPTER では尿毒素物質をしっかりと除去するにはどうすればよいか？という点にフォーカスを当てて進めてきましたが，それも "必要な栄養はしっかり摂りつつ" 除去するという前提があるのです．きちんと必要所要量の栄養を摂ることは，しっかり毒素を取り除くのと同じくらい重要です．透析患者さんの高齢化が進むに従い，保存期腎不全時代から塩分制限や蛋白制限，カリウム制限がしっかりできている患者さんほど加齢による食事摂取量の低下に伴って低栄養傾向になっている印象もあります．

　そもそも，腎不全の食事療法というと，まず制限ありきな部分もあります．

表2 **透析患者における食事摂取基準（再掲）**

ステージ5D	エネルギー(Kcal/kgBW/日)	蛋白質(g/kgBW/日)	食塩(g／日)	水分	カリウム(mg／日)	リン(mg／日)
血液透析(週3回)	30〜35[注1, 2]	0.9〜1.2[注1]	＜6[注3]	できるだけ少なく	≦2,000	≦蛋白質(g)×15
腹膜透析	30〜35[注1, 2, 4]		PD除水量(L)×7.5＋尿量(L)×5	PD除水量＋尿量	制限なし[注5]	

注1）体重は基本的に標準体重（BMI＝22）を用いる.
注2）性別，年齢，合併症，身体活動度により異なる.
注3）尿量，身体活動度，体格，栄養状態，透析間体重増加を考慮して適宜調整する.
注4）腹膜吸収ブドウ糖からのエネルギー分を差し引く.
注5）高カリウム血症を認める場合には血液透析同様に制限する.

（日本腎臓学会，編．慢性腎臓病の食事摂取基準 2014 年版．日腎会誌．2014; 56: 553-99）

　表2 のようにほとんどは「〇〇以下にしましょう」というような制限記載が多いのですが，エネルギーと蛋白質に関しては，適正範囲が示されています．つまり，エネルギーであれば1日に最低 30kcal/kg，蛋白質であれば0.9g/kgくらいは摂りましょう，という値があるのです．

　透析間の体重増加が多い患者さんほど死亡率が高いという報告がありますが，一方で，1回の透析での体重減少率（総除水量）が 2％以下の

JCOPY 498-22450

139

〔Ⅱ　至適透析編〕

場合，2〜4%の患者さんと比較し死亡リスクが有意に上昇することがわかっています[6]．透析間で体重が増えないということは，（自尿や多量の発汗を除き）食事量が落ちているということの裏返しにもなります．したがって，透析間体重増加が少ない患者さんの死亡率の上昇の背景には慢性的な低栄養があると考えられます．実際，透析間体重増加の少なさと，透析前血圧，n-PCR，血中尿素窒素，BMI などの栄養指標や，5 年後の死亡率も相関を示すという報告もあります[7]．

それでは，具体的に日常の透析診療において食事摂取の面から栄養摂取の面からはどのように評価し，介入していけば良いのでしょうか．Ⅱ至適透析編 CHAPTER 2 では血中尿素窒素（BUN）の値を用いて Kt/V や TACBUN を算出し，効率よく尿毒素物質が除去できているかをどうかを評価しました．血中尿素窒素は除去の対象物質としてだけでなく，もう一つの側面があります．

BUN は食事から摂取した蛋白質の分解産物であり，見方を変えると摂取した蛋白質の量を間接的に表す指標となるのです．人間の体では蛋白質の分解（異化）と合成（同化）が同時に行われています．安定した状態の患者さんでは合成（吸収・同化）される蛋白と，分解（異化）される蛋白のバランスがとれている状態であると考えられます．つまり，分解（異化）される蛋白質の量は経口的に摂取される蛋白質の摂取量にほぼ等しいと考えられます．透析患者さんでは尿中への尿素窒素の排泄がほぼゼロと考えることができるので，蛋白の異化と同化が同じ割合で起こっていると仮定すると，透析間の BUN の上昇はすなわち透析間で摂取した蛋白質の量を表すのです．

そこで登場するのが n-PCR という指標です．

● n-PCR（n-PCR: normalized protein catabolism rate）

n-PCR は摂取蛋白量を評価する指標で，これは 1 日あたりに異化された蛋白量を表し，PCR は透析間の BUN 値の上昇から異化された蛋白の量（尿素の産生量：urea generation: Gu）を算出し，ついでその GU から PCR を求めます．

そして PCR を標準体重で 1kg 当たりに換算したものが標準化蛋白異化率 n-PCR です．

> [n-PCR 算出式][8]
> Gu（mgBUN/min）＝基礎体重×0.6×［2回め透析前BUN
> －1回目透析後BUN］×10÷［透析時間（時間）×60（分）］
> ＝基礎体重÷10×［2回め透析前BUN－1回目透析後BUN］
> ÷透析時間
> PCR（g/日）＝（Gu＋1.2）×9.35g/日
> n-PCR（g/kg/日）＝PCR÷基礎体重

　n-PCRを算出するやり方は他にもありますが，日本透析学会のガイドラインでは透析前後のBUNを用いるKt/Vとn-PCRを同時に求める方法[9]を使用しています．

　n-PCRの目標値は1.0～1.2kg/kg/日以上で，0.8kg/kg/日以下は栄養障害と判断され[10]，これは前述のPEWの評価基準[11]にも応用できそうです．

　n-PCRを月に1回，Kt/VとTAC BUNと一緒に評価して，経時的にプロットしてグラフ化している施設もあり，筆者もそれに習って患者さんにも説明するようにしています．

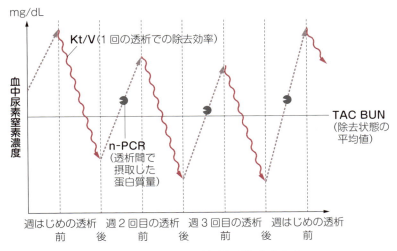

図1 Kt/VとTACBUNとn-PCRがそれぞれ表すもの

〔Ⅱ　至適透析編〕

同じ BUN を用いた評価でも Kt/V と TAC BUN，n-PCR がそれぞれ表すものは異なります．

Kt/V は 1 回の透析でどれだけ尿毒素物質が除去できているかの指標です．

TAC BUN は 1 週間の 3 回の透析で BUN が平均的に低く管理されているかを見るための指標です．

n-PCR は先述の通り，透析間での蛋白質の摂取量を近似しています．

前 2 者は透析除去能を表し，n-PCR だけが蛋白摂取量（栄養状態）を表しています．

Kt/V にしても TAC BUN にしても n-PCR にしても，BUN を用いて評価するにあたっては患者さんの全身状態か，蛋白質摂取状況の評価が合わせて必要です．急性・慢性炎症状態や周術期など異化が亢進している状態では正確に評価ができませんので，この点には注意が必要です．

まとめ

本 CHAPTER では栄養（とくに蛋白質）がきちんと摂れているかどうかを PEW や n-PCR を中心に解説しましたが，栄養状態を評価する指標としては他にもまだたくさんあります．透析患者に限らず高齢者における栄養状態の評価指標である GNRI（Geriatric Nutritional Risk Index）[12] や炎症関連スコアを用いた modified GPS 分類 [13]，血清アルブミン値とリンパ球数と総コレステロール値の検査値のみから算出できる COUNT スコア法 [14] など，いずれも感染症罹患や褥瘡発生のリスク，入院期間等との相関が得られています．大切なのは，どの評価指標を用いるにしても同じ患者さんで経時的にくり返し評価してトレンドを見るということです．

透析患者さんをはじめとした CKD 患者の栄養障害は心・血管イベントや免疫能低下（感染症）などの致死的合併症のリスク上昇と密接に関連しています．また，栄養障害による筋力の低下は転倒・骨折のリスクを上昇させ要介護状態などの ADL 障害が著しくなること，ひいてはこれらも生命予後に大きな影響を及ぼすことが報告されており [15]，高齢化が進む透析患者さんの栄養管理の重要性は今後ますます大きくなっていくと考えられ，回診のときにはきちんと食事が摂れているか，いつも

確認することが大切です.

● 参考文献

1) Stenvinkel P, et al. Are there two types of malnutrition in chronic renal failure? Evidence for relationships between malnutrition, inflammation and atherosclerosis (MIA syndrome). Nephrol Dial Transplant. 2000; 15: 953-60.

2) Kalantar-Zadeh K, et al. Malnutrition-inflammation complex syndrome in dialysis patients: causes and consequences. Am J Kidney Dis. 2003; 42: 864-81.

3) Kalantar-Zadeh K, et al. Malnutrition-inflammation complex syndrome in dialysis patients: causes and consequences. Am J Kidney Dis. 2003; 42: 864-81.

4) Fouque D, et al. A proposed nomenclature and diagnostic criteria for protein-energy wasting in acute and chronic kidney disease. Kidney Int. 2008; 73: 391-8.

5) Kaizu Y, et al. Overweight as another nutritional risk factor for the long-term survival of non-diabetic hemodialysis patients. Clin Nephrol. 1998; 50: 44-50.

6) 中井 滋, 他. わが国慢性透析療法の現況 1999 年 12 月 31 日現在. 透析会誌. 2001; 34: 1-31.

7) Lopez-Gomez JM, et al. Interdialytic weight gain as a marker of blood pressure, nutrition, and survival in hemodialysis patients. Kidney Int. 2005; 93 (Suppl): S63-8.

8) 木村玄次郎. ワンポイントノートで学ぶ透析療法の基本. 東京: 東京医学社; 1993. p.61-70.

9) Shinzato T, et al. Determination of Kt/V and protein catabolic rate using pre- and postdialysis blood urea nitrogen concentrations. Nephron. 1994; 67: 280-90.

10) Clinical practice guidelines for nutrition in chronic renal failure. K/DOQI, National Kidney Foundation. Am J Kidney Dis. 2000; 35 (6 Suppl 2): S1-140.

11) Fouque D, et al. A proposed nomenclature and diagnostic criteria for protein-energy wasting in acute and chronic kidney disease. Kidney Int. 2008; 73: 391-8.

12) 樋口輝美, 他. 血液透析患者の geriatric nutritional risk index (GNRI) と各種パラメーターとの関連. 透析会誌. 2012; 45: 937-45.

13) McMillan DC. An inflammation-based prognostic score and its role in the nutrition-based management of patients with cancer. Proc Nutr Soc. 2008; 67: 257-62.

14) Rentero Redondo L, et al. Malnutrition in the elderly patient to hospital admission, An old problem unsolved. Nutr Hosp. 2015; 32: 2169-77.

15) Kopple JD. Effect of nutrition on morbidity and mortality in maintenance dialysis patients. Am J Kidney Dis. 1994; 24: 1002-9.

あ と が き

　本書では，透析に関わる理論に基づいた処方透析の考え方を前半部分で記し，後半部分では個々の患者さんにあわせてより最適化された「至適」な透析の考え方を示してきました．

　原稿を書きながら何度も思ったのは，
「透析医ほどスタッフや患者さんに育てられる医者は他にいないだろう」，ということです．

　指導医や先輩医師から教わることはもちろんですが，透析医は他にもいろんな人から学びます．

　患者さんに最も近い立場で生活の様子や体調などを聞き，ときに患者さんが医師には言いにくいことをそれとなく聞き出してくれる透析ナースの皆さん（透析チャートの隅にさらっと書いてくれた情報に何度助けられたか数えきれません）．

　事務の皆さんは週に3回気持ちよく来院できるように玄関口で患者さんを出迎えてくれます（そして意見書などの書類の山に埋もれる私もいつも助けてくれます）．

　月ごとに計算される透析効率や，ダイアライザのサイズや透析方法，ドライウェイトなどの見直しなどは，CEさんから上がってくる情報が何より不可欠で，CEさんとのディスカッションを，私は相当に楽しく感じていました．

　栄養士さんは検査データから患者さんの食生活の微妙な変化を感じ取り，僕が回診するよりも先に患者さんのところに行って聞き取りをしてくれたりすることもしばしばでした（透析期の管理はもちろんですが，保存期の患者さんがどれだけ腎臓を長持ちさせられるかどうかは栄養士さんの力によるところが大きいと個人的に思っています）．

　そして何より，私にとって最も貴重な学びを与えてくれるのが，私が透析に関

わった時間よりもはるかに長い時間を透析と向き合っておられる患者さんたちです．その日の体調や血圧をみながら透析液の温度調節をしたり，患者さん個々でのドライウェイトの考え方など，本当に多くのことを患者さんから教えてもらい，現在も日々学ばせてもらっています．

　この本には，透析処方や至適透析の考え方について，私の体験や学びも含めて書いてきました．もちろん，貧血の管理や CKD-MBD のことなど，透析には他にもまだまだたくさん学ぶべき大切なことがありますが，これらはまたいつか機会があれば書いてみたいと思います．
　この本を手にとってくださった読者の皆様にとって，個々の患者さんにより最適化された「至適」な透析を実現すための一助になれば幸いです．

　最後になりましたが，本書執筆の御指導と監修を頂きました虎の門病院腎センター内科部長の乳原善文先生，いつも本当にありがとうございます．そして，これまで勤務してきた数々の病院でご指導頂いた指導医の先生方にも感謝申し上げます．また，本書の企画，立案，編集をいただいた中外医学社の小川孝志さん，弘津香奈子さん，輿石祐輝さん，入稿スピードにムラのある私に根気強く付き合っていただき，ありがとうございました．
　そして，本書が刊行されるのを心待ちにしてくれ，連日の執筆による夜更かしでボロボロの朝にいつも 100 点の笑顔で元気をくれる家族の支えがあったからこそこの本が書けました．ありがとう．

索　引

あ行

アルガトロバン	76
アルブミン漏出	102
陰性荷電膜	41
栄養障害	137
栄養障害（PEW）の診断基準	138
エチレンビニルアルコール共重合体膜	
	127
塩分制限	112
塩分摂取量計算式	115
オンライン HDF	100

か行

拡散	9
拡散の原理	9, 10
各種調味料に含まれる塩分	113
下大静脈径	62
顆粒球の活性化	41
希釈法による違い	107
逆濾過	105
クリアランス	38
血圧維持システム	57
血圧管理	110
血液浄化器（中空糸型）の機能分類	
2013	126
血液透析	18
血液濃縮率モニタリング	65
血液流量	33
血液濾過	22
血液濾過透析	28

血小板活性化	41
限外濾過	9, 13
限外濾過の原理	14
後希釈法	27, 106
抗凝固薬	72
抗凝固薬の使い分け	72
合成高分子系膜	43

さ行

サイトカインの活性化	41
実測 Kt／V	86
至適透析	77
至適透析のための客観的管理指標	79
至適透析のための主観的管理指標	80
シャント穿刺	31
昇圧剤	120
小分子尿毒素物質	5
除水速度	60
除水と血圧	54
処方 Kt／V	85
心胸郭比	61
水分制限	116
生体インピーダンス法	64
生体適合性の良い透析膜	42
セルロース系膜	43, 46
前希釈法	27, 106

た行

ダイアライザ	36
ダイアライザの型	39
ダイアライザの選択	124

147

索 引

ダイアライザの膜素材	43
ダイアライザの膜面積	47
代表的な尿毒素物質	4
蛋白結合型尿毒素物質	5
中分子尿毒素物質	6
通常膜とハイパフォーマンス膜の違い	
	39
低分子ヘパリン	75
透析液の温度	35
透析液の組成	12
透析液流量	34
透析回数	50
透析患者における食事摂取基準	113
透析間体重増加量の管理	112
透析間の体重増加	60
透析関連主訴	124
透析関連常時低血圧症	120
透析関連低血圧の原因と対応	118
透析効率アップのためのパラメータ	
	88
透析時間	50
透析時間と生命予後	50
透析処方	1
特殊な膜素材のダイアライザ	125
ドライウェイト	54
ドライウェイト設定目標	59
ドライウェイト変更時の患者への説明	
	67

な行

内部濾過促進型ダイアライザ	105
尿毒素物質	3

は行

ハイパフォーマンス膜	38
ヒト心房性ナトリウム利尿ペプチド	
	62
プラズマリフィリング	54, 56
プラズマリフィリングの低下	117
平均尿素窒素濃度	87
ヘパリン起因性血小板減少症	73
補体活性化	40
補体系の活性化	41
ポリスルホン（PS）膜	45
ポリメチルメタクリレート膜	129

ま行

未分画ヘパリン	72
メシル酸塩ナファモスタット	75

や行

溶出物質	41

英数

1日の水分出納	116
AN69膜	131
ECUM のしくみ	21
ethylene-vinylalchol copolymer:	
EVAL	127
extracorporeal ultrafiltration	
method: ECUM	21
hANP	62
HD・HF・HDF の違い	31
HDF のしくみ	29
HD のしくみ	19
hemodiafiltration: HDF	28

索　引

hemodialysis: HD	18	plasma body weight index: PWI		
hemofiltration: HF	22		63	
heparin-induced		polymethylmethacrylate: PMMA		
thrombocytopenia: HIT	73		129	
HF のしくみ	24	qantity of blood: QB	33	
normalized protein catabolism		quantity of dialysis fluid: QD	34	
rate: n-PCR	140	TACBUN	87	

著者略歴

上 野 智 敏 (Toshiharu Ueno)

2005 年鹿児島大学医学部医学科卒業.
同年 4 月より麻生飯塚病院にて初期研修医, 腎臓内科専修医を経て, 2009 年 4 月　筑波大学大学院人間総合科学研究科に入学し, 腎血管病理学を専攻. 2013 年 3 月に医学博士号取得.
同年 4 月より虎の門病院腎センター内科勤務を経て, 2016 年 4 月太田ネフロクリニック副院長. 10 月より同院院長.
2018 年 4 月より医療法人善仁会 中山駅前クリニック院長に就任. 現在に至る.

虎の門病院腎センター内科非常勤講師, 聖マリアンナ医科大学腎臓・高血圧内科非常勤講師

所属学会・専門医

日本内科学会　総合内科専門医, 日本透析医学会　透析専門医, 日本腎臓学会　腎臓専門医,
日本リウマチ学会　リウマチ専門医, 日本医師会認定産業医, 日本高血圧学会　高血圧専門医
厚生労働省　労働衛生コンサルタント

〜至適透析を理解する〜
血液透析処方ロジック　　　　　　　　ⓒ

発　行	2019 年 6 月 30 日　1 版 1 刷
	2019 年 10 月 25 日　1 版 2 刷
監　修	乳 原 善 文
著　者	上 野 智 敏
発行者	株式会社　中外医学社
	代表取締役　青 木　滋
	〒162-0805 東京都新宿区矢来町 62
	電　話　　(03) 3268-2701 (代)
	振替口座　　00190-1-98814 番

印刷・製本 / 三和印刷㈱　　　＜ KH・KY ＞
ISBN978-4-498-22450-6　　　Printed in Japan

JCOPY ＜(社)出版者著作権管理機構 委託出版物＞

本書の無断複製は著作権法上での例外を除き禁じられています.
複製される場合は, そのつど事前に, (社)出版者著作権管理機構
(電話 03-5244-5088, FAX 03-5244-5089, e-mail: info@
jcopy. or. jp) の許諾を得てください.